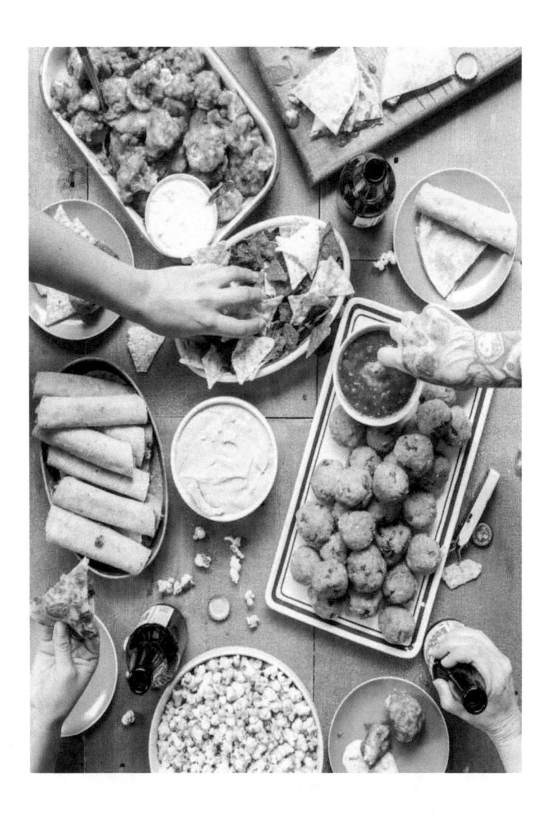

SOMMARIO

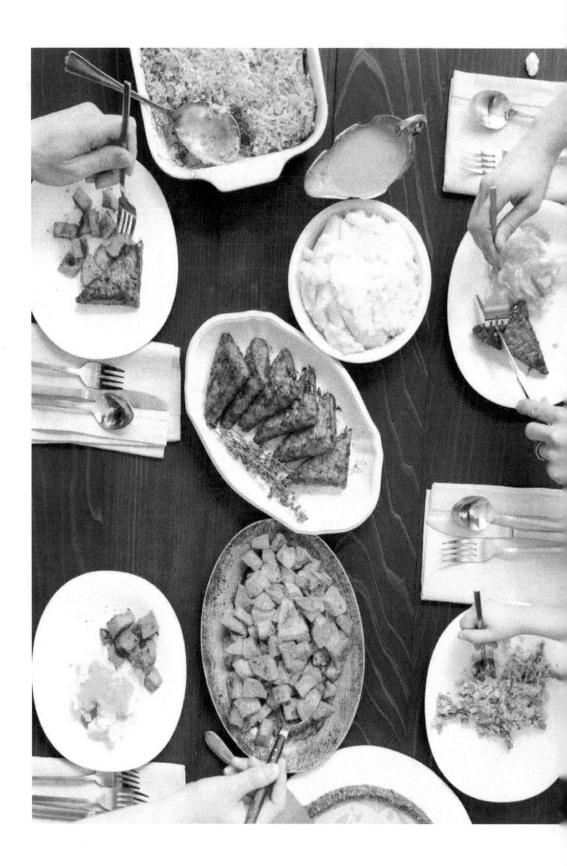

RICETTE VEGANE DA FORNO

IN QUESTO CAPITOLO TROVERAI:

MUFFIN AI MIRTILLI E BANANE

PER 12 MUFFIN

TEMPO PREP: **10 minuti**
TEMPO ATTIVO: **25 minuti**
TEMPO INATTIVO: **20 minuti**

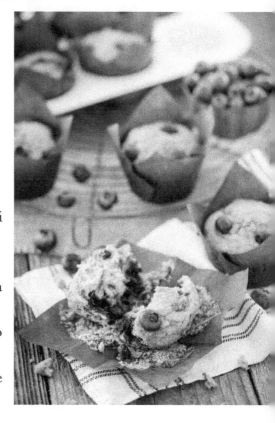

INGREDIENTI:

- ¾ tazza da tè di latte vegetale (senza noci e/o senza soia, se necessario)
- 1 cucchiaino di aceto di sidro di mele
- 2 tazze da tè di farina d'avena (certificata senza glutine se necessario)
- ⅓ tazza da tè di farina di riso bianco dolce
- 1 cucchiaio di amido di mais (o polvere di radice di freccia)
- 1 cucchiaio di lievito in polvere
- ½ cucchiaino di cannella macinata
- ½ cucchiaino di sale
- 2 banane medie mature (molto macchiate)
- ⅓ tazza da tè di sciroppo d'acero
- 2 cucchiai di olio di cocco fuso
- 1 cucchiaio di farina di lino
- 1 cucchiaino di estratto di vaniglia
- 1 tazza da tè di mirtilli freschi (vedi Suggerimento)
- ⅓ tazza da tè di zucchero di cocco

DIREZIONI:

1. Preriscaldare il forno a 175°C. Rivestire una pirofila per muffin da 12 tazze con carta o una pirofila in silicone.

2. Unire il latte e l'aceto in una tazza o in una piccola ciotola. Mettere da parte.

3. Unire la farina d'avena, la farina di riso, l'amido di mais, il lievito in polvere, la cannella e il sale in una ciotola capiente e frullare fino ad ottenere un composto omogeneo.

4. Unire le banane, lo sciroppo d'acero, l'olio di cocco, la farina di lino e la vaniglia in una ciotola media e aggiungere la miscela di latte. Mescolare fino ad ottenere un composto. Aggiungere gli ingredienti umidi agli ingredienti secchi e mescolare fino ad ottenere un composto omogeneo. Aggiungere i mirtilli e lo zucchero.

5. Versare la pastella nella scatola dei muffin. Cuocere in forno per 23-25 minuti, fino a quando le cime sono dorate e sode. Lasciare raffreddare i muffin nella pirofila per circa 5 minuti prima di trasferirli in un contenitore per il raffreddamento. Raffreddare completamente prima di servire. Gli avanzi si conservano in frigorifero o a temperatura ambiente per 3 o 4 giorni.

SUGGERIMENTO

Potete usare i mirtilli congelati invece di quelli freschi, tirandoli fuori dal freezer poco prima di usarli.

TORTA A STRATI DI CIOCCOLATO

PER 12 PERSONE

TEMPO PREP: **15 minuti**
TEMPO ATTIVO: **40 minuti**
TEMPO INATTIVO: **60 minuti**

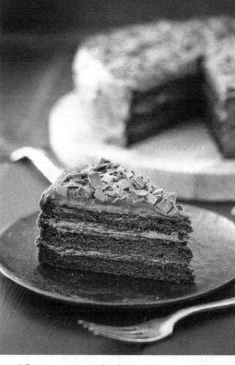

torta al cioccolato

INGREDIENTI:

- Spray da cucina vegano (o burro vegano; senza soia se necessario)
- 2¼ tazze da tè di latte vegetale alla vaniglia non zuccherato (senza noci e/o senza soia, se necessario)
- 3 cucchiai di aceto di sidro di mele
- 3 tazze da tè di farina di riso bianco
- 1½ tazza da tè di cacao in polvere
- ¼ tazza da tè + 2 cucchiai di farina d'avena (certificata senza glutine se necessario)
- ¼ tazza da tè + 2 cucchiai di zucchero di cocco
- 1 cucchiaio di lievito in polvere
- 1 cucchiaio di bicarbonato di sodio
- 1½ cucchiaino e mezzo di sale
- 1 tazza da tè di sciroppo d'acero
- 12 cucchiai di burro vegano (senza soia se necessario), fuso
- ½ tazza da tè + 1 cucchiaio di acquafaba
- 1 cucchiaio di estratto di vaniglia

glassa

- 1 tazza da tè di scaglie di cioccolato vegan (o pezzi)
- 3 tazze da tè di datteri Medjool snocciolati
- 1 tazza da tè di latte vegetale alla vaniglia non zuccherato (senza noci e/o senza soia, se necessario)
- ¼ tazza da tè di cacao in polvere

- 1 cucchiaino di estratto di vaniglia
- ½ cucchiaino di sale
- Trucioli di cioccolato vegetale, opzionale

DIREZIONI:

1. Preriscaldare il forno a 170°C. Spruzzare leggermente tre teglie da 23 cm. con lo spray da cucina o ungerle con un po' di burro.

2. **Per fare la torta**: Unire il latte e l'aceto in una ciotola di media grandezza. Mettere da parte.

3. Sbattere insieme la farina di riso, il cacao in polvere, la farina d'avena, lo zucchero, il lievito in polvere, il bicarbonato di sodio e il sale in una ciotola capiente.

4. Aggiungere lo sciroppo d'acero, il burro, l'acquafaba e la vaniglia alla miscela di latte e frullare fino ad ottenere un composto omogeneo. Aggiungere gli ingredienti umidi agli ingredienti secchi e mescolare fino ad ottenere un composto omogeneo e liscio.

5. Distribuire la pastella in modo uniforme tra le tre teglie. Cuocere in forno per 35-40 minuti, fino a quando uno stuzzicadenti inserito nel centro ne esce pulito. Lasciare raffreddare gli strati nelle pentole per circa 30 minuti. Inserire un coltello intorno al bordo interno delle teglie e trasferire delicatamente gli strati in contenitore per farli raffreddare completamente.

6. Una volta che gli strati escono dal forno, **fate la glassa** : Sciogliete le scaglie di cioccolato a bagnomaria o in una ciotola a prova di calore sopra una pentola di acqua bollente, mescolando di tanto in tanto, fino a lisciatura. Togliere dal fuoco. Unire i datteri e il latte in un robot da cucina e lavorarli fino a quando non saranno lisci. Aggiungere il cioccolato fuso, il cacao in polvere, la vaniglia e il sale e lavorare fino a lisciatura. Trasferire la glassa in un barattolo e mettere in frigorifero per almeno 30 minuti, fino a quando non è pronta per l'uso.

7. Una volta che la glassa si è raffreddata e addensata, mettere uno degli strati su un piatto da portata. Usando una sottile spatola di silicone o un coltello per il burro, stendere uniformemente uno strato di glassa sulla parte superiore. Posizionare un altro strato sopra la glassa. Distribuire uniformemente la glassa sulla parte superiore del secondo strato, quindi ricoprire con il terzo strato. Distribuire il resto della glassa in modo uniforme sulla parte superiore e intorno ai lati fino a coprire l'intera torta. Se lo si desidera, ricoprire con scaglie di cioccolato. Affettare e servire. La torta si conserva,

coperta, a temperatura ambiente o in frigorifero per 3 o 4 giorni.

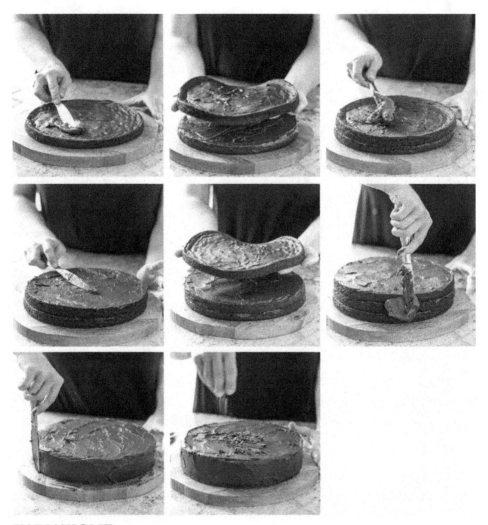

VARIAZIONE

▶ Per fare 12 cupcake, dividere la quantità degli ingredienti della torta per tre e gli ingredienti della glassa per due. Rivestite le tazze di una teglia da 12 muffin con fodere di carta o silicone e distribuite la pastella in modo uniforme. Cuocere in forno per 18-20 minuti, fino a quando uno stuzzicadenti inserito nel centro esce quasi pulito. Lasciate raffreddare i cupcake nella teglia per 30 minuti prima di trasferirli in un contenitore. Raffreddare completamente prima della glassa.

SUGGERIMENTO

▶ La torta glassata guadagnerà umidità e compattezza se refrigerata in un contenitore a tenuta d'aria durante la notte.

BISCOTTI AL BURRO DI ARACHIDI E FARINA D'AVENA

PER 30 BISCOTTI

TEMPO PREP: **10 minuti**
TEMPO ATTIVO: **20 minuti**
TEMPO INATTIVO: **10 minuti**

INGREDIENTI:

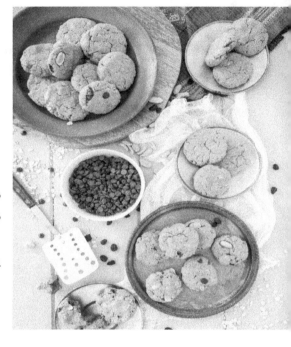

- 1 tazza da tè di farina integrale non candida (o miscela di farina senza glutine, se necessario senza soia)
- 1 tazza da tè di avena arrotolata (certificata senza glutine se necessario)
- 1 cucchiaino di bicarbonato di sodio
- 1 cucchiaino di cannella macinata
- ½ cucchiaino di sale
- ½ cucchiaino di gomma di xantano (escludere se si utilizza farina multiuso o se la miscela senza glutine la include)
- ¼ di cucchiaino di noce moscata macinata
- 1 tazza da tè di burro di arachidi naturale non salato e non zuccherato
- ½ tazza da tè di sciroppo d'acero
- ⅓ tazza da tè di salsa di mele non zuccherata (o purè di banana)
- ¼ tazza da tè di olio di cocco, fuso
- ¼ tazza da tè di zucchero di cocco, opzionale
- 1 cucchiaino di estratto di vaniglia
- Componenti aggiuntivi opzionali: ½ tazza da tè di uvetta, noccioline tritate e/o gocce di cioccolato vegano

DIREZIONI:

1. Preriscaldare il forno a 170°C. Rivestire due teglie da forno con carta pergamena o silicone.

2. In una ciotola capiente, frullate insieme la farina, l'avena, il bicarbonato di sodio, la cannella, il sale, la gomma xantano (se usata) e la noce moscata fino ad incorporarla completamente.

3. In una ciotola media, unire il burro di arachidi, lo sciroppo d'acero, la salsa di mele, l'olio di cocco, lo zucchero di cocco (se usato) e la vaniglia. Mescolare fino ad ottenere un composto.

4. Aggiungere gli ingredienti umidi agli ingredienti secchi e mescolare fino ad ottenere una combinazione. Se si usano i component aggiuntivi, aggiungerli

5. Prendete un cucchiaio di pasta dalla ciotola, mettetela in mano per fare una palla perfetta e mettetela sulla teglia da forno. Ripetere l'operazione con la pasta rimanente, distanziando le palline di 5 centimetri l'una dall'altra. Usate le dita per appiattire delicatamente ogni pallina solo un po'.

6. Infornare per 10-12 minuti, fino a quando il fondo non sarà ben fermo e leggermente dorato. Lasciare raffreddare i biscotti sulle teglie per circa 5 minuti prima di trasferirli in un contenitore. Raffreddare completamente prima di servire. I biscotti si conservano in un contenitore a tenuta d'aria (in frigorifero se il tempo è caldo) per 3 o 4 giorni.

BIONDINE ALL'ACERO SALATO ALLA VANIGLIA

PER **12 BARRE**

TEMPO PREP: **15 minuti**

TEMPO ATTIVO: **15 minuti**

TEMPO INATTIVO: **35 minuti**

INGREDIENTI:

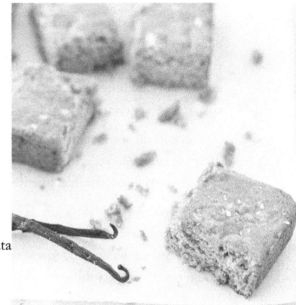

- 1½ tazze da tè di farina d'avena (certificata senza glutine se necessario)
- ¼ tazza da tè di farina di riso bianco dolce
- ¼ tazza da tè di zucchero di cocco (o zucchero di canna)
- 2 cucchiai di polvere di tapioca
- ½ cucchiaino di bicarbonato di sodio
- ½ cucchiaino di sale
- ½ tazza da tè di burro di anacardi (vedi Suggerimento)
- ½ tazza da tè di sciroppo d'acero
- ½ tazza da tè di salsa di mele non zuccherata
- 1 cucchiaio di olio di cocco fuso
- 1 cucchiaio di aceto di sidro di mele
- 1 bacello di vaniglia (o 1 cucchiaino di vaniglia in polvere)
- 1 cucchiaino di estratto di vaniglia
- Sale marino in fiocchi

DIREZIONI:

1. Preriscaldare il forno a 170°C. Rivestire una teglia da 20×20 cm. con carta pergamena. Lasciatene fuoriuscire un po' sui bordi, per facilitare la rimozione dei biondi dalla teglia.

2. Sbattere insieme la farina d'avena, la farina di riso, lo zucchero di cocco, la polvere di tapioca, il bicarbonato di sodio e il sale in una ciotola media.

3. Mescolare insieme il burro di anacardi, lo sciroppo d'acero, la salsa di mele e l'olio di cocco in una ciotola capiente con un mixer a mano. Mescolare l'aceto, il bacello di vaniglia e l'estratto di vaniglia. Mescolare gradualmente gli ingredienti secchi negli ingredienti umidi fino ad incorporarli bene. Versare la pastella nella teglia preparata e cospargere leggermente con fiocchi di sale marino.

4. Cuocere in forno per 30-35 minuti, fino a quando la parte superiore è marrone dorato e soda e lo stuzzicadenti inserito al centro ne esce pulito. Togliere dal forno e lasciare raffreddare completamente nella teglia.

5. Una volta raffreddato, usare la carta pergamena per sollevare il biondino dalla teglia. Tagliarla a fette in 12 pezzi. Potete conservare i biondi in un contenitore ermetico a temperatura ambiente, ma manterranno più a lungo la loro umidità quando saranno refrigerati. Si conservano per 3 o 4 giorni.

VARIAZIONE

Sono sicuro che non c'è bisogno che dica a tutti voi, pazzi di cioccolatini ,che questi biondini stanno solo *chiedendo* le gocce di cioccolato. Allora inserire ½ tazza da tè di gocce di cioccolato vegano nella pastella prima di trasferirle nella teglia.

SUGGERIMENTO

Se non avete burro di anacardi, immergete 1 tazza da tè di anacardi crudi in acqua calda per 1 ora. Scolare e scartare l'acqua di ammollo. Mettete gli anacardi in un robot da cucina e lavorateli fino a quando non saranno lisci. Potete poi aggiungere lo sciroppo d'acero, la salsa di mele, l'aceto, il bacello di vaniglia e l'estratto di vaniglia direttamente al robot da cucina e lavorarli fino a lisciarli, invece di sporcarne un'altra ciotola.

FOCACCINE DI CHAI ALLA ZUCCA

PER 8 FOCACCINE

TEMPO PREP: **15 minuti**
TEMPO ATTIVO: **30 minuti**
TEMPO INATTIVO: **30 minuti**

INGREDIENTI:

focaccine

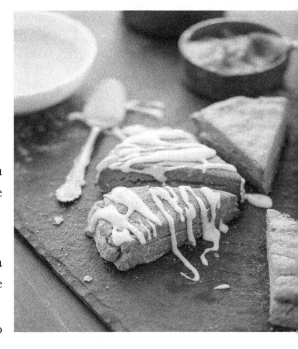

- ½ tazza da tè di latte vegetale alla vaniglia non zuccherato (senza noci e/o senza soia, se necessario)
- 1 cucchiaino di aceto di sidro di mele
- 2 tazze da tè di farina integrale non candida (o miscela di farina senza glutine, se necessario senza soia)
- ⅓ tazza da tè di zucchero di cocco (o zucchero di canna)
- 2 cucchiaini di lievito in polvere
- 1 cucchiaino di bicarbonato di sodio
- 1 cucchiaino di cannella macinata
- 1 cucchiaino di zenzero macinato
- ½ cucchiaino di cardamomo macinato
- ¼ di cucchiaino di chiodi di garofano macinato
- ¼ di cucchiaino di noce moscata macinata
- ¼ di cucchiaino di sale
- ¼ di cucchiaino di gomma di xantano (escludere se si utilizza farina multiuso o se la miscela senza glutine la include)
- 8 cucchiai di burro vegano molto freddo (senza soia se necessario)
- ½ tazza da tè di purea di zucca (non ripieno di torta di zucca)
- 1 cucchiaino di estratto di vaniglia
- Farina d'avena (certificata senza glutine se necessario) per spolverare e impastare

Glassa

- ½ tazza da tè di zucchero a velo (o xilitolo)
- 1 cucchiaio di latte vegetale alla vaniglia non zuccherato (senza noci e/o senza soia, se necessario)
- Pizzico di cannella macinata

DIREZIONI:

1. Preriscaldare il forno a 220°C. Rivestire una teglia da forno con carta pergamena o stuoia in silicone.

2. Unire il latte e l'aceto in una ciotola media e mettere da parte.

3. Unire la farina, lo zucchero di cocco, il lievito in polvere, il bicarbonato di sodio, la cannella, lo zenzero, il cardamomo, i chiodi di garofano, la noce moscata, il sale e la gomma xantano (se utilizzata) in una ciotola capiente. Sbattere insieme fino a quando non sono completamente combinati. Tagliare il burro fino a quando tutti i pezzi sono più piccoli dell'unghia del mignolo e il composto ha la consistenza della sabbia bagnata.

4. Aggiungere la zucca e la vaniglia alla miscela di latte e mescolare fino ad ottenere un composto. Aggiungere gli ingredienti umidi agli ingredienti secchi e mescolare fino ad ottenere un composto. La pasta sarà umida e appiccicosa .

5. Infarinare generosamente la superficie di lavoro con farina d'avena.Versare l'impasto sulla superficie e con le mani raccogliere la farina sulla pasta fino a ricoprirla su tutti i lati. Lavorate delicatamente l'impasto, poi ripiegarlo su se stesso. Anche se si strappa, basta rattopparlo. Lavorate di nuovo l'impasto e cospargetelo ancora con un po' di farina in modo che la parte superiore sia ricoperta. Piegatelo di nuovo su se stesso. Ripetere l'infarinatura e piegate altre cinque volte circa, fino a quando l'impasto sarà morbido e flessibile e non si sgretola quando viene piegato. Mi raccomando di non rendere l'mpasto duro.

6. Formare l'impasto in un cerchio di 20 cm. Tagliarlo in otto triangoli di uguali dimensioni. Disporli sulla teglia da forno preparata. Infornare per 15-20 minuti, fino a quando non saranno leggermente dorati e compatti. Lasciare raffreddare le focaccine sulla teglia per circa 10 minuti prima di trasferirle in un contenitore per raffreddarle completamente.

7. Mentre le focaccine si raffreddano, **fare la glassa:** Unire tutti gli ingredienti in una piccola ciotola e frullare con una forchetta fino a quando non sono lisce.

8. Una volta che le focaccine sono fredde, far piovigginare la glassa. Le focaccine si conservano in un contenitore ermetico a temperatura ambiente per 2 o 3 giorni.

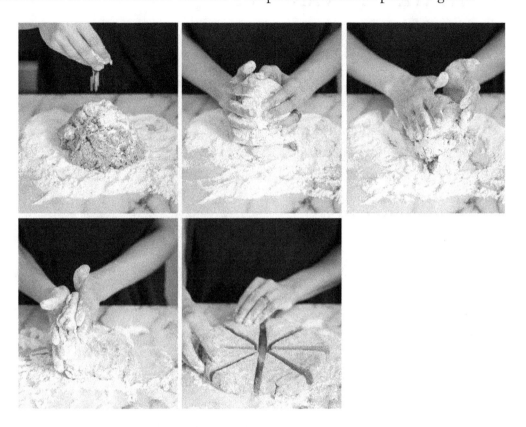

▷ Per chi non ha pazienza, lasciate raffreddare le focaccine per 10 minuti, saltate la glassa e godetevele subito.

CROCCANTE ALLA FRAGOLA~PESCA CON PANNA MONTATA ALLA VANIGLIA

8 PORZIONI

TEMPO PREP: **20 minuti** (escluso il tempo di raffreddamento della crema di cocco)
TEMPO ATTIVO: **20 minuti**
TEMPO INATTIVO: **30 minuti**

INGREDIENTI:

ripieno

- Spray da cucina vegano (senza soia se necessario)
- 453 gr. di fragole, mondate e tagliate
- 3 pesche medie, snocciolate e tagliate a fette sottili
- 3 cucchiai di zucchero di cocco (o zucchero di canna)
- 2 cucchiai di succo di limone
- 1 cucchiaio di polvere di radice di freccia
- 1 cucchiaino di zenzero fresco grattugiato

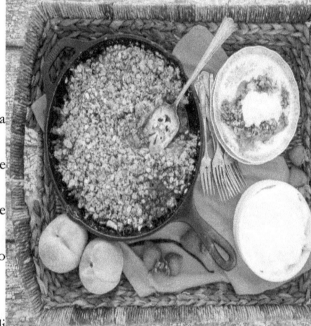

streusel

- ¾ tazza da tè di farina d'avena (certificata senza glutine se necessario)
- ½ tazza da tè di farina di mais (certificata senza glutine se necessario)
- ¼ tazza da tè di farina di riso integrale
- 8 cucchiai di burro vegano freddo (senza soia se necessario)
- ½ tazza da tè di avena arrotolata (certificata senza glutine se necessario)
- ½ tazza da tè di zucchero di cocco (o zucchero di canna)
- ½ cucchiaino di sale
- ½ cucchiaino di cannella macinata

- 1 bacello di vaniglia, opzionale

panna montata alla vaniglia

- Una lattina di crema di cocco non zuccherata da 412 gr (o latte di cocco intero)
- 1 cucchiaio di zucchero a velo (o xilitolo)
- ½ cucchiaino di estratto di vaniglia

DIREZIONI:

1., mettete in frigo la lattina di crema di cocco un giorno prima della preparazione

2. Preriscaldare il forno a 200°C . Spruzzare leggermente una tortiera o una padella in ghisa da 25 cm., con lo spray da cucina.

3. **Per fare il ripieno** : Unire le fragole, le pesche, lo zucchero di cocco, il succo di limone, la radice di freccia e lo zenzero in una ciotola grande e mescolare fino ad ottenere un composto. Versare nella teglia preparata.

4. **Per fare lo streusel** : Impastare il burro insieme alla farina d'avena, la farina di mais e la farina di riso. Il composto dovrà avere la consistenza della sabbia bagnata. Mescolare l'avena, lo zucchero, il sale, la cannella e la vaniglia (se si usa), solo fino a quando non si è mescolata uniformemente. Volete che sia maldestro ma distribuito in modo uniforme. Distribuire uniformemente lo streusel sul frutto. Cuocere in forno per 30 minuti, o fino a quando il condimento è croccante e dorato. Togliere dal forno e lasciare riposare per 5-10 minuti prima di servire.

5. Mentre il croccante si raffredda, **preparate la panna montata** : Mettete con cura la crema di cocco solida in una grande ciotola, lasciando l'acqua di cocco nella lattina (che potrete conservare per usarla per qualcos'altro). Aggiungete alla panna lo zucchero a velo e la vaniglia e, con un mixer (possibilmente munito di frusta), mescolate ad alta velocità fino ad ottenere la consistenza della panna montata. Trasferire la ciotola in frigorifero fino a quando non è pronta per essere servita.

6. Servire ogni porzione condita con un pizzico di panna montata. Sia il croccante che la panna montata si conservano in contenitori ermetici in frigorifero per 2 o 3 giorni.

VARIAZIONE

Fragole e pesche non di stagione? Provate ad usare diversi abbinamenti di frutta, come mirtilli rossi e cachi, mele e pere, o mirtilli e mango. Provate a sostituirli il più possibile con quantità simili, anche se si ottiene un po' di più o un po' di meno, non farà male al prodotto finale.

RICETTE VEGANE VELOCI

CLASSICI, SOSTANZIOSI E DI GRANDE EFFETTO, FATTI SU MISURA.

IN QUESTO CAPITOLO TROVERAI:

HASH BROWN IN CASSERUOLA

DA 6 A 8 PORZIONI

TEMPO PREP: **25 minuti** (escluso il tempo di preparazione della Crema di funghi)
TEMPO ATTIVO: **5 minuti**
TEMPO INATTIVO: **35 minuti**

<u>Crema di zuppa di funghi</u>

INGREDIENTI:

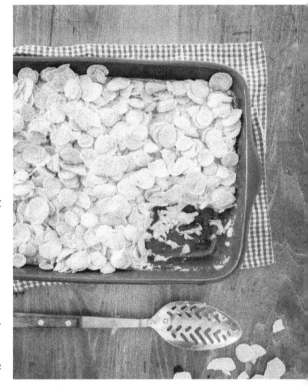

- Olio d'oliva spray
- 500 gr. di patate gialle o rosse
- ¾ tazza da tè di yogurt al cocco (o yogurt di soia; preferibilmente senza zucchero)
- ½ tazza da tè di lievito nutritizionale
- ¾ tazza da tè di crauti
- ½ tazza da tè di cipolla gialla tritata
- 3½ tazze da tè di cornflakes vegan (certificati senza glutine se necessario)
- 4 cucchiai di burro vegano (senza soia se necessario), fuso

DIREZIONI:

1. Lavare bene le patate senza sbucciarle, quindi grattuggiarle alla Julien con una apposita grattugia. Una volta grattuggiate premetele delicatamente su un panno per asciugarle.

2. Preriscaldare il forno a 170°C. Spruzzare leggermente una teglia da 20x30 cm. con olio d'oliva.

3. In una ciotola grande, mescolate insieme la zuppa, lo yogurt e il lievito nutrizionale. Mescolare i crauti, la cipolla e le patate. Distribuire il composto nella teglia preparata. Cuocere in forno per 15 minuti.

4. Mentre la casseruola è in cottura, unire i cornflakes e il burro fuso in una ciotola

media. Dopo che la casseruola è cotta per 15 minuti, unite i cornflakes e rimittetela nel forno ancora per 15 minuti, o fino a quando i cornflakes sono croccanti e dorati. Togliere dal forno e lasciare riposare per 5 minuti prima di servire. Gli avanzi si conservano in un contenitore a tenuta d'aria in frigorifero per un massimo di 4 giorni.

RAGÙ DI CAROTE ARROSTO E FUNGHI SELVATICI

4 PORZIONI

TEMPO PREP: **30 minuti** (escluso il tempo di preparazione della polenta)
TEMPO ATTIVO: **40 minuti**

INGREDIENTI:

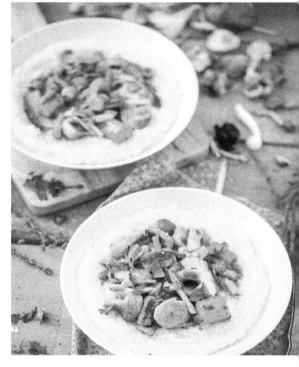

- 8 carote grandi, pelate e tagliate in pezzi da 2 centimetri
- Olio d'oliva spray
- 1 cucchiaino di timo essiccato
- 1 cucchiaino di prezzemolo secco
- Sale e pepe nero a piacere
- 3 tazze da tè d'acqua
- 57 gm di funghi secchi (porcini o una varietà mista)
- 2 cucchiai di burro vegano (senza soia se necessario)
- ½ cipolla rossa, tritata
- 2 spicchi d'aglio, tritati
- 1 cucchiaio di rosmarino fresco tritato
- 1 cucchiaio di timo fresco tritato
- 227 gm. di funghi bottone (o funghi cremini), dimezzati
- 227 gm. di funghi selvatici commestibili (shiitake, finferli, ostriche, spugnole, aragoste, ecc.
- 2 cucchiai di farina d'avena (certificata senza glutine se necessario)
- ½ tazza da tè di vino rosso vegano
- 3 cucchiai di succo di limone
- Polenta cotta o altri cereali o pasta
- Prezzemolo fresco tritato, opzionale

DIREZIONI:

1. Preriscaldare il forno a 200°C (220°C). Rivestire una teglia da forno con carta pergamena o stuoia in silicone. Stendere le carote sulla teglia e spruzzare leggermente con olio d'oliva. Cospargere con il timo secco, il prezzemolo secco, il sale e il pepe. Spruzzare ancora un pochino di olio di oliva per rivestire. Arrostire per 25 minuti, o fino a quando non saranno caramellate e tenere. Mettere da parte fino a quando non è pronto per l'uso.

2. Una volta che le carote sono nel forno, portate l'acqua a ebollizione in una pentola media, quindi togliete dal fuoco. Aggiungere i funghi secchi e mettere da parte.

3. Sciogliere il burro in una pentola grande e poco profonda a fuoco medio. Aggiungere la cipolla e far soffriggere fino a quando non sarà traslucida. Aggiungere l'aglio, il rosmarino e il timo fresco e far cuocere fino a quando non sarà profumato, (circa 2 minuti). Aggiungere i funghi bottone e i funghi selvatici. Con un cucchiaio a fessura raccogliere i funghi reidratati dall'acqua nella pentola (non gettare l'acqua). Cuocere per 8-10 minuti, mescolando di tanto in tanto, fino a quando i funghi sono teneri ma mantengono la loro forma.

4. Aggiungere la farina d'avena e cuocere, mescolando continuamente, fino a quando la farina non è completamente incorporata. Aggiungere il vino e cuocere, mescolando spesso, fino a quando il liquido non si sarà ridotto. Aggiungere ½ tazza da tè di acqua di ammollo dei funghi, portare ad ebollizione, quindi ridurre a bollore. Cuocere per circa 5 minuti, fino a quando la maggior parte del liquido non sarà stata assorbita.

5. Aggiungere le carote, il succo di limone, il sale e il pepe e togliere dal fuoco. Servire sopra la polenta cremosa, guarnita con prezzemolo fresco, se si desidera. Gli avanzi si conservano in un contenitore ermetico in frigorifero per 2 o 3 giorni.

PASTICCIO DI PATATE DOLCI DEL PASTORE

6 PORZIONI

TEMPO PREP: **15 minuti** (escluso il tempo di preparazione di Pepita Parmigiano Reggiano)
TEMPO ATTIVO: **35 minuti**
TEMPO INATTIVO: **15 minuti**

INGREDIENTI:

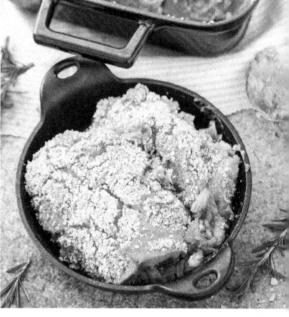

topping

- 900 grammi di patate dolci o ignami, sbucciate e tritate
- 2 cucchiai di latte vegetale non zuccherato (senza noci e/o senza soia, se necessario)
- 2 cucchiai di olio d'oliva
- 1 cucchiaio di lievito nutrizionale, opzionale
- ½ cucchiaino d'aglio in polvere
- Sale e pepe nero a piacere
- Olio d'oliva spray
- Pepita Parmigiano Reggiano
- Rosmarino fresco tritato

ripieno

- 1 cucchiaino di olio d'oliva
- 1 cipolla rossa, tagliata a dadini
- 2 spicchi d'aglio, tritati
- 2 carote grandi, pelate e tritate
- 3 gambi di sedano, tritati
- 3 tazze da tè di fagioli nordici cotti (o due lattine da 425 grammi., sciacquati e scolati)
- 227 grammi di funghi cremini (o funghi bottone), a fette
- 1 cucchiaio di rosmarino fresco tritato
- 1 cucchiaio di timo fresco tritato

- ½ tazza da tè di brodo vegetale a basso contenuto di sodio
- 2 cucchiai di aminoacidi liquidi (o tamari senza glutine; usare aminoacidi di cocco senza soia)
- 2 cucchiai di concentrato di pomodoro senza sale
- ¼ tazza da tè di pomodori secchi a pezzi (reidratati in acqua e, se necessario, sgocciolati)
- ¼ tazza da tè di olive verdi denocciolate tritate
- 1 cucchiaio di succo di limone
- Sale e pepe nero a piacere

DIREZIONI:

1. Preriscaldare il forno a 200°C. Spruzzare leggermente con olio d'oliva una teglia quadrata da 20 centimetri o rotonda da 25 centimetri. In alternativa, se si dispone di un forno olandese poco profondo, è possibile utilizzare anche questo per cuocere il ripieno.

2. **Per fare il topping** : Mettere le patate dolci in una pentola media e coprire con acqua. Portare ad ebollizione e cuocere per 8-10 minuti, fino a quando non si forano facilmente con una forchetta. Togliere dal fuoco e scolare. Aggiungere il latte, l'olio d'oliva, il lievito nutrizionale (se usato) e l'aglio in polvere e schiacciare fino ad ottenere un composto omogeneo. In alternativa, potete usare un mixer a mano o un robot da cucina. Una volta liscio, aggiungere sale e pepe.

3. Mentre le patate dolci sono in ebollizione, **fare il ripieno**: Riscaldare l'olio d'oliva in una pentola grande e poco profonda che può andare in forno (o in un forno olandese in una padella di ghisa) a fuoco medio. Aggiungere la cipolla e l'aglio e far soffriggere per 2 o 3 minuti, fino a quando la cipolla diventa traslucida. Aggiungere le carote e il sedano e far cuocere per altri 3 minuti. Aggiungere i fagioli, i funghi, il rosmarino e il timo. Cuocere per circa 5 minuti, mescolando di tanto in tanto.

4. Unire il brodo, gli amminoacidi liquidi e il concentrato di pomodoro in una tazza o in una piccola ciotola e mescolare fino ad ottenere un composto. Aggiungere alle verdure con i pomodori secchi e le olive e far cuocere ancora per circa 5 minuti. Togliere dal fuoco e aggiungere il succo di limone, sale e pepe.

5. Versare il ripieno nella teglia preparata (o lasciarlo nel forno olandese). Distribuire il purè di patate dolci. Cospargere con la Pepita Parmigiano Reggiano e rosmarino. Cuocere in forno per circa 15 minuti, fino a quando la parte superiore è croccante e

dorata. Servire immediatamente. Gli avanzi si conservano in un contenitore ermetico in frigorifero fino a 4 giorni.

ZUPPA DI TAGLIATELLE

PER 6 PERSONE

TEMPO PREP: **20 minuti** (escluso il tempo per fare la ricotta di Herbed Macadamia)
TEMPO ATTIVO: **35 minuti**

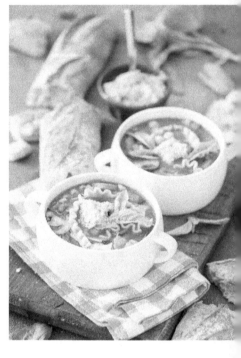

INGREDIENTI:

- 1 cucchiaino di olio d'oliva
- 1 cipolla gialla, tagliata a dadini
- 3 spicchi d'aglio, tritati
- 1½ tazze da tè di ceci cotti (o una lattina da 425 grammi, sciacquata e sgocciolata)
- 227 grammi di funghi cremini (o funghi bottone), a fette
- 1 zucchina media, a fette
- 1 zucca gialla media, a fette
- 1 cucchiaio di basilico essiccato
- 2 cucchiaini di origano essiccato
- 1 cucchiaino di prezzemolo secco
- Un pizzico di pepe di Caienna
- Una lattina da 425 grammi di salsa di pomodoro senza sale
- Una lattina da 425 grammi di pomodori schiacciati non salati
- 1 litro di brodo vegetale a basso contenuto di sodio
- 340 grammi di tagliatelle (senza glutine se necessario), spezzate a metà
- 3 cucchiai di lievito nutrizionale, opzionale
- 1 cucchiaio di succo di limone
- Sale e pepe nero a piacere
- 3 tazze da tè di spinaci freschi tagliati a pezzetti
- 1 tazza da tè di basilico fresco a pezzetti sciolti
- Ricotta di Macadamia alle erbe

DIREZIONI:

1. Portare ad ebollizione una grande pentola d'acqua.

2. Riscaldare l'olio d'oliva in un'altra pentola grande a fuoco medio. Aggiungere la cipolla e l'aglio e far soffriggere fino a quando la cipolla è traslucida. Aggiungere i ceci, i funghi, le zucchine, la zucca gialla, il basilico secco, l'origano, il prezzemolo e il pepe di cayenna e far cuocere per circa 5 minuti, mescolando di tanto in tanto, fino a quando le verdure non diventano tenere. Aggiungere la salsa di pomodoro, i pomodori e il brodo. Portare ad ebollizione, poi ridurre a fuoco lento e cuocere per circa 10 minuti.

3. Mentre la zuppa cuoce a fuoco lento, cuocete le tagliatelle secondo le istruzioni della confezione fino al dente poi scolatele e aggiungetele alla zuppa. Mescolare il lievito nutrizionale (se usato), il succo di limone, il sale e il pepe. Aggiungere gli spinaci e il basilico fresco e togliere dal fuoco. Servire subito, condito con un cucchiaio di ricotta. Gli avanzi si conservano in un contenitore ermetico in frigorifero per 3 o 4 giorni.

SUGGERIMENTO

Se si lascia cuocere la zuppa troppo a fuoco lento dopo aver aggiunto le tagliatelle, le tagliatelle assorbiranno più liquido e potrebbero rompersi in pezzi più piccoli. Se avete degli avanzi, potreste dover aggiungere più liquido durante il riscaldamento.

PARMIGIANA DI CAVOLFIORE

PER 4 PERSONE

TEMPO PREP: **30 minuti** (escluso il tempo di preparazione della Marinara di pomodoro essiccato al sole)

Salsa di base di formaggio di anacardi)

TEMPO ATTIVO: **20 minuti**

TEMPO INATTIVO: **40 minuti**

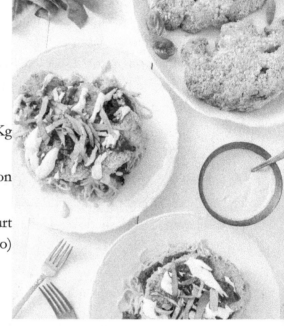

INGREDIENTI:

- 2 grandi teste di cavolfiore (da 1,400 Kg a 1,800 kg), foglie tagliate
- ½ tazza da tè di latte vegetale non zuccherato (se necessario senza soia)
- 3 cucchiai di yogurt al cocco (o yogurt di soia; preferibilmente senza zucchero)
- 1 cucchiaino di cipolla in polvere
- 1 cucchiaino di aglio in polvere
- ½ cucchiaino di paprika affumicata
- 1 tazza da tè di pangrattato di panko (senza glutine se necessario)
- ½ tazza da tè di farina d'avena (certificata senza glutine se necessario)
- ¼ tazza da tè di lievito nutrizionale
- 1 cucchiaino di basilico essiccato
- 1 cucchiaino di origano essiccato
- Sale e pepe nero a piacere
- Olio d'oliva spray
- 3 tazze da tè di salsa Marinara al pomodoro essiccato al sole (o salsa marinara vegana a scelta), riscaldata
- Salsa di base al formaggio di anacardio
- ½ tazza da tè di basilico fresco tritato

DIREZIONI:

1. Preriscaldare il forno a 230°C . Rivestire una teglia da forno con carta pergamena o stuoia in silicone.

2. Su un tagliere, tenere un cavolfiore in posizione verticale e tagliare due fette di 1½ cm di spessore dal centro della testa (senza rimuovere il nucleo/base del cavolfiore). Ripetere, in modo da avere quattro fette grandi. È possibile salvare il cavolfiore rimanente per utilizzarlo in altre ricette, come la Crema di zuppa di funghi.

3. In una ciotola larga e poco profonda, unire il latte, lo yogurt, la cipolla in polvere, l'aglio in polvere e la paprika. In una seconda ciotola larga e poco profonda, unire il pangrattato, la farina d'avena, il lievito nutrizionale, il basilico secco, l'origano, il sale e il pepe.

4. Mettete una alla volta una fetta di cavolfiore nella miscela di latte, capovolgendola per rivestirla completamente (se necessario, usate un cucchiaio per versare il liquido sulla fetta per rivestirla completamente). Trasferire la fetta nel pangrattato, capovolgendola delicatamente fino a ricoprirla. Picchiettare il pangrattato sulla fetta, se necessario. Posizionare la fetta sulla teglia preparata e procedere in questo modo con tutte le fette rimanenti.

5. Spruzzare liberamente le cime delle fette con olio d'oliva. Cuocere in forno per 20 minuti. Togliere dal forno, capovolgerle delicatamente e spruzzare di nuovo con olio d'oliva. Tornare al forno e cuocere per altri 20 minuti, o fino a quando saranno dorate e croccanti.

6. Per servire, mettere un po' di sugo alla marinara su ogni piatto. Metteteci sopra una fetta di cavolfiore . Cospargere con salsa al formaggio e basilico fresco.

PANINI AL GELATO AL CIOCCOLATO

PER 8 PANINI

TEMPO PREP: **15 minuti** (escluso il tempo di preparazione del gelato alla vaniglia)

TEMPO ATTIVO: **25 minuti**

TEMPO INATTIVO: **2 ore e mezza**

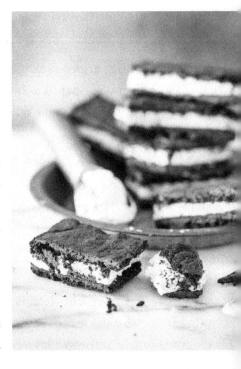

INGREDIENTI:

- 1 tazza da tè di farina integrale non candida (o miscela di farina senza glutine, se necessario senza soia)
- 3 cucchiai di cacao in polvere di processo olandese
- 1 cucchiaino di lievito in polvere
- ½ cucchiaino di bicarbonato di sodio
- ½ cucchiaino di gomma di xantano (escludere se si utilizza farina multiuso o se la miscela senza glutine la include)
- ½ cucchiaino di sale
- 1 tazza da tè di cioccolato fondente vegan a pezzetti (o chips)
- 4 cucchiai di burro vegano (senza soia se necessario)
- ½ tazza da tè di zucchero di cocco (o zucchero di canna)
- ½ tazza da tè di salsa di mele non zuccherata
- 2 cucchiai di acquafaba
- 1 cucchiaino di estratto di vaniglia
- Gelato alla vaniglia ; 7 etti e mezzo di gelato alla vaniglia vegano acquistato in negozio)

DIREZIONI:

1. Preriscaldare il forno a 170°C. 2. Rivestire due teglie da 8 × 20 centimetri con carta pergamena. Se li avete, utilizzate dei piccoli fermagli per legare la carta pergamena ai bordi delle teglie. In questo modo si evita che la carta scivoli quando si stende la pastella. Mettete da parte i piatti da forno.

2. In una ciotola di media grandezza, sbattere insieme la farina, il cacao, il lievito in polvere, il bicarbonato di sodio, la gomma xantano (se usata) e il sale.

3. Sciogliere il cioccolato con il burro a bagnomaria o in una ciotola a prova di calore sopra una pentola di acqua bollente, mescolando di tanto in tanto, fino a lisciatura. Togliere dal fuoco. Aggiungere lo zucchero, la salsa di mele, l'acquafaba e la vaniglia. Mescolare gradualmente gli ingredienti secchi con gli ingredienti umidi.

4. Dividere la pastella tra le due teglie da forno e stenderla fino a renderla liscia e uniforme. La pastella può essere difficile da stendere, quindi se ne avete bisogno, potete mettere un foglio di plastica sopra la pastella e usare la mano per spingerla o stenderla. Cuocere in forno per 25-30 minuti, fino a quando non è pronta e i bordi si staccano leggermente dalla teglia. Togliere dal forno e lasciare raffreddare per 1 o 2 ore.

5. Togliete il gelato dal freezer per ammorbidirlo per circa 15 minuti prima di utilizzarlo. Spalmare il gelato sullo strato di brownie in una teglia. Create uno strato uniforme spesso da ½ a 2 centimetri (per spalmarlo più facilmente, mettete un foglio di plastica sopra il gelato e usate le dita per accarezzarlo).

6. Utilizzare la carta pergamena per sollevare con cura l'altro strato di brownie dal secondo piatto e posizionarlo sopra il gelato. Premere delicatamente per comprimere i panini. Coprire la padella e congelare per 30-60 minuti, fino a quando il gelato non sarà di nuovo solido.

7. Togliere la padella dal congelatore. Usate la carta pergamena per sollevare il grosso panino dalla padella e posizionatelo su una superficie piana, come un tagliere. Usate un coltello, o una tagglierina per biscotti per ritagliare le forme di panini desiderate. Se si usa un tagglierino per biscotti, dovrete spingere delicatamente dal basso, sotto la carta pergamena, per far apparire i panini. Metteteli poi in un contenitore a tenuta d'aria.. Congelare fino a quando non sono pronti per essere serviti, e conservali per un mese al massimo.

VEGAN PER MANGIATORI ESIGENTI

PASTI ADATTABILI CHE ANCHE I MANGIATORI PIÙ ESIGENTI POSSONO GUSTARE CON VOI

HUMMUS DI CARCIOFI E CAVOLI

PER 8-12 PERSONE

TEMPO PREP: **5 minuti**
TEMPO ATTIVO: **15 minuti**

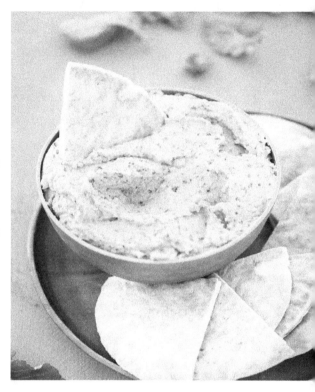

INGREDIENTI:

- 3 tazze da tè di ceci cotti (o due lattine da 425 grammi, sciacquate e sgocciolate)
- ¼ tazza da tè di succo di limone
- 3 cucchiai di tahini (senza glutine se necessario)
- 3 spicchi d'aglio
- 1 cucchiaino di cumino macinato
- 1 cucchiaino di cipolla in polvere
- ¼ di cucchiaino di pepe di cayenna
- Sale e pepe nero a piacere
- 3 tazze da tè di cavolo tritato confezionato
- Un cuore di carciofo da 14 a 425 grammi, sciacquato, , sgocciolato e tagliato se intero.
- Pane (senza glutine se necessario)

DIREZIONI:

1. Unire i ceci, il succo di limone, la salsa tahina, l'aglio, il cumino, la cipolla in polvere e il pepe di cayenna in un robot da cucina e lavorarli fino a renderli lisci. Assaggiare e aggiungere sale e pepe secondo necessità. Se l'immersione è troppo densa, aggiungere acqua con il cucchiaio da tavola fino a raggiungere lo spessore desiderato.

2. Aggiungere i cuori di cavolo e carciofo e lavorarli fino a quando non sono completamente incorporati, ma ancora a pezzi. Servire immediatamente con pane e mettere in frigo fino a quando non sono pronti per l'uso. Gli avanzi si conservano in un contenitore ermetico in frigorifero per 1 o 2 giorni.

VARIAZIONI

▶ Per chi odia l'hummus, sostituite i ceci con i fagioli bianchi e sostituite la salsa tahina con l'olio d'oliva.

▶ Per i detrattori di cavoli, sostituite il cavolo per gli spinaci, le bietole o i cavoli verdi. Per coloro che odiano i cavoli verdi in generale, possono essere tralasciati completamente.

ROTOLI ESTIVI CON AVOCADO, INSALATA E POMODORI

PER 8 ROTOLI

TEMPO PREP: **15 minuti** (escluso il tempo per fare Quick Bacon Crumbles e Avocado Ranch Dressing o Lemon Dill Aïoli)
TEMPO ATTIVO: **25 minuti**

INGREDIENTI:

- Quick Bacon Crumbles (o 280 grammi di pancetta vegana a scelta)
- 1 piccolo cespo di lattuga romana, separato in foglie, ogni foglia tagliata a metà in larghezza
- Da 2 a 3 pomodori roma, tagliati a fette sottili nel senso della lunghezza
- 1 avocado, snocciolato, pelato e affettato, opzionale
- Otto fogli di carta di riso da 20 centimetri (vedi Suggerimento)
- Avocado Ranch Dressing o aneto al limone Aïoli

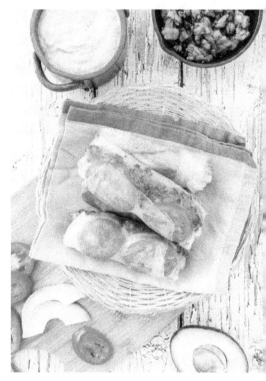

DIREZIONI:

1. Riempire una grande ciotola con acqua calda. Assicurarsi di avere una superficie pulita per preparare i rotoli.

2. Immergere un foglio di carta di riso nell'acqua, facendo attenzione a bagnarlo completamente ma rimuovendolo rapidamente prima che diventi troppo morbido. Stendere la carta sulla superficie pulita, quindi stendere alcuni pezzi di lattuga al centro della carta, andando da un lato all'altro e lasciando circa un centimetro di spazio intorno al perimetro. Aggiungete qualche fetta di pomodoro, qualche fetta di avocado (se si usa), e qualche cucchiaio di pancetta a dadini (o 2 o 3 fette se si usa una varietà a fette).

3. Piegare il lato sinistro e destro della carta sul ripieno. Prendete il bordo della carta

più vicino a voi e piegatelo completamente sopra l'imbottitura, mentre usate le dita per ripiegare l'imbottitura. Continuare a rotolare fino a quando il rotolo non è sigillato. Ripetere con gli altri ingredienti. Servire immediatamente con l'Avocado Ranch Dressing o l'Aïoli al limone. Questi rotoli si gustano al meglio subito dopo la preparazione, ma si conservano in un contenitore ermetico in frigorifero per 5 o 6 ore.

VARIAZIONI

Per chi non ama l'avocado, potete cambiare il condimento con un normale condimento vegano ranch, o usare il Lemon Dill Aïoli.

Se alla vostra famiglia non piacciono gli involtini estivi, basta ammassare tutti gli ingredienti tra due fette di pane per un panino. Non riceverete alcuna lamentela.

SUGGERIMENTO

- I fogli di carta di riso di 15 centimetri di diametro saranno troppo piccoli.

PATATE ARROSTO PERFETTE

PORZIONI DA 4 A 6 PERSONE

TEMPO PREP: **10 minuti**
TEMPO ATTIVO: **10 minuti**
TEMPO INATTIVO: **40 minuti**

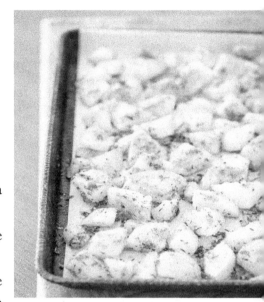

INGREDIENTI:

- Olio d'oliva spray o spray da cucina vegano (senza soia se necessario)
- 900 grammi di patate d'oro Yukon, sbucciate e tagliate a cubetti da 2 centimetri
- 4 cucchiai di burro vegano (senza soia se necessario), fuso (o ¼tazza da tè da tè di olio d'oliva)
- 2 cucchiaini di aglio in polvere
- 2 cucchiaini di timo o rosmarino essiccato
- Sale e pepe nero a piacere

DIREZIONI:

1. Preriscaldare il forno a 200°C. Spruzzare leggermente due teglie da forno con olio d'oliva.

2. Mettere le patate in una pentola di media grandezza e coprirle con acqua. Portare ad ebollizione e cuocere per 5-6 minuti, fino a quando saranno tenere.

3. Scolare e stendere le patate sulle teglie da forno. Usate una spatola per schiacciarle delicatamente, ma solo un pochino. Versate il burro sulle patate. Cospargere con aglio in polvere, timo, sale e pepe. Spalmarle e spalmarle di nuovo, facendo attenzione che i pezzi non si tocchino. Cuocere in forno per 40 minuti, capovolgendoli a metà cottura. Servire immediatamente. Gli avanzi si conservano in un contenitore ermetico in frigorifero per 2 o 3 giorni.

VARIAZIONE

▷ Sentitevi liberi di provare altri condimenti se l'aglio in polvere, il timo o il rosmarino non fanno per voi.

CAVOLFIORE AL FORNO

PORZIONI DA 6 A 8 PERSONE

TEMPO PREP: **10 minuti** (escluso il tempo di preparazione della Pepita Parmigiano)
TEMPO ATTIVO: **30 minuti**
TEMPO INATTIVO: **50 minuti**

INGREDIENTI:

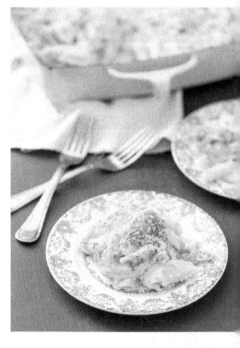

- Olio d'oliva spray o spray da cucina vegano (senza soia se necessario)
- 1 cavolfiore a testa grande (da 900 grammi a 1 kl.), spezzato in cimette
- 3 tazze da tè di brodo vegetale a basso contenuto di sodio
- 500 grammi di pasta ziti o penne (senza glutine se necessario)
- 1 tazza da tè di anacardi crudi, immersi in acqua calda per almeno 30 minuti e sgocciolati,
- 2 tazze da tè di latte vegetale non zuccherato (senza soia se necessario)
- ¼ tazza da tè di lievito nutrizionale
- ¼ tazza da tè di vino bianco vegano
- 3 cucchiai di olio d'oliva
- 3 cucchiai di succo di limone
- 2 cucchiaini di miso di soia bianca (o miso di ceci)
- 2 cucchiaini di cipolla in polvere
- 2 cucchiaini di aglio in polvere
- ¼ di cucchiaino di noce moscata macinata
- Sale e pepe nero a piacere
- Pepita Parmigiano Reggiano

DIREZIONI:

1. Preriscaldare il forno a 170°C. Spruzzare leggermente una teglia da 23 × 33 centimetri con olio d'oliva. Portare ad ebollizione una pentola grande di acqua che servirà per cuocere la pasta.

2. Unire il cavolfiore e il brodo in una pentola media, coprire e portare ad ebollizione. Ridurre poi il bollore, coprire di nuovo e far bollire a fuoco lento per 10 minuti, o fino a quando il cavolfiore è morbido. Togliere dal fuoco.

3. Cuocere la pasta al dente secondo le istruzioni della confezione. Scolare mettendola da parte in una ciotola grande.

4. Mentre la pasta è in cottura, usare un cucchiaio a fessura per raccogliere il cavolfiore e metterlo in un frullatore. (Potete conservare il brodo per un altro uso). Aggiungete gli anacardi, il latte, il lievito nutrizionale, il vino, l'olio, il succo di limone, il miso, la cipolla in polvere, l'aglio in polvere, la noce moscata, il sale e il pepe. Frullare fino ad ottenere un composto omogeneo.

5. Aggiungere il sugo alla pasta. Mescolare fino ad ottenere un composto, poi versare nella teglia preparata. Cospargere la Pepita Parmigiano Reggiano e cuocere per 20 minuti. Servire immediatamente. Gli avanzi si conservano in un contenitore a tenuta d'aria in frigorifero fino a 4 giorni.

VARIAZIONE

Per aggiungere un po' di sapore o di consistenza, provate ad aggiungere funghi saltati in padella, cipolle caramellate, broccoli al vapore o verdure cotte.

CREMOSA ZUPPA DI POMODORO ALL'AGLIO ARROSTITO CON CROSTINI DI FORMAGGIO ALLA GRIGLIA

PORZIONI PER 4 PERSONE

TEMPO PREP: **20 minuti** (escluso il tempo di preparazione del Basic Cashew Cheese Sauce)
TEMPO ATTIVO: **45 minuti**
TEMPO INATTIVO: **40 minuti**

INGREDIENTI:

zuppa

- 1,300 kg o 1,800 Kl di pomodori roma, dimezzati nel senso della lunghezza
- 1 cucchiaino di olio d'oliva, più altri per la tostatura
- Sale e pepe nero a piacere
- 1 piccola testa d'aglio (vedi Variazione)
- 1 cipolla dolce, tagliata a dadini
- Una lattina da 170 grammi di concentrato di pomodoro senza sale
- 2 cucchiai di zucchero di cocco (o zucchero di canna)
- 2 cucchiai di aceto di vino bianco
- 2 cucchiaini di basilico essiccato
- 1 cucchiaino di origano essiccato
- 3tazze da tè di brodo vegetale a basso contenuto di sodio
- ½ tazza da tè di latte vegetale non zuccherato (se necessario senza soia)
- 1 cucchiaio di lievito nutrizionale, opzionale
- 2 o 3 cucchiai di basilico fresco tritato, opzionale

crostini

- 4 fette di pane vegan a sandwich (senza glutine se necessario)
- Salsa di base al formaggio di anacardio, variazione di fusione
- Burro vegetale (senza soia se necessario)

DIREZIONI:

1. Preriscaldare il forno a 200°C . Rivestire una o due teglie da forno con carta pergamena o stuoie in silicone. Stendere le metà di pomodoro sulla o sulle teglie da forno. Cospargere con olio d'oliva e cospargere di sale e pepe.

2. Tagliare la parte superiore della testa dell'aglio in modo che tutti gli spicchi siano esposti. Disporre la testa su un foglio di alluminio, irrorare con olio d'oliva e cospargere di sale e pepe. Avvolgere il foglio di alluminio intorno alla testa in modo che sia completamente chiuso. Tostare l'aglio e i pomodori per circa 40 minuti, fino a quando l'aglio è morbido e i pomodori leggermente carbonizzati. Togliere dal forno. Sfilare l'aglio in modo che si raffreddi. Mettere da parte i pomodori.

3. Mentre l'aglio si raffredda, scaldare 1 cucchiaino di olio d'oliva in una pentola grande a fuoco medio. Aggiungere la cipolla e far soffriggere fino a quando non sarà traslucido. Trasferire in un frullatore.

4. Una volta che l'aglio è freddo al tatto, mettrlo nel frullatore insieme alle cipolle, ai pomodori arrostiti, al concentrato di pomodoro, allo zucchero, all'aceto, al basilico secco e all'origano. Frullare fino ad ottenere un composto omogeneo.

5. Unire il composto di pomodoro e il brodo nella pentola grande e portare ad ebollizione. Ridurlo a bollore e cuocerlo per circa 15 minuti, mescolando di tanto in tanto, fino a quando non sarà riscaldato e leggermente addensato. Unire il latte e il lievito nutrizionale (se usato) e cuocere per altri 5 minuti. Ridurre il calore al minimo e coprire per mantenere la zuppa calda.

6. Mentre la zuppa cuoce a fuoco lento, **preparate i crostini**: Disporre 2 fette di pane, spalmarle con il formaggio e ricoprirle con un'altra fetta di pane. Spalmare il burro sull'esterno di ogni panino. Scaldare una padella, preferibilmente in ghisa, a fuoco medio. Mettere entrambi i panini nella padella e cuocere per 2 o 3 minuti per lato, fino a quando ogni lato è croccante e dorato. Togliere dal fuoco e tagliare ogni panino in sei quadrati.

7. Mettete la zuppa a cucchiaio in ciotole e completate ogni porzione con una spolverata di basilico fresco (se si usa) e 3 o 4 crostini al formaggio grigliati (oppure serviteli a lato e aggiungeteli man mano che mangiate). Servire immediatamente. Gli avanzi della zuppa si conservano in un contenitore ermetico in frigorifero per 3 o 4 giorni.

VARIAZIONE
Se alla vostra famiglia non piace l'aglio, potete non metterlo.

TARTUFI AL BURRO DI CIOCCOLATO E BURRO DI ARACHIDI

DA 10 A 12 TARTUFI

TEMPO PREP: **5 minuti**
TEMPO ATTIVO: **20 minuti**
TEMPO INATTIVO: **55 minuti**

INGREDIENTI:

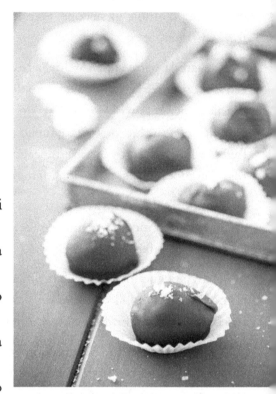

- ½ tazza da tè di burro di arachidi naturale non salato e non zuccherato
- ¼ tazza da tè di farina d'avena (certificata senza glutine se necessario)
- 2½ cucchiai di zucchero a velo (o xilitolo)
- Pizzico di sale (escludere se si utilizza burro di arachidi salato)
- 1tazza da tè di scaglie di cioccolato vegan (o cioccolato vegan tritato)
- 1 cucchiaino di olio di cocco
- Arachidi tritate, opzionale
- Sale marino in scaglie, opzionale

DIREZIONI:

1. In una ciotola di media grandezza, usare una forchetta per mescolare insieme il burro di arachidi, la farina d'avena, lo zucchero e il sale (se usato). Mettete la ciotola nel congelatore e lasciatela per 20 minuti, fino a quando non sarà ben ferma.

2. Rivestire una teglia da forno con carta pergamena o con un tappetino in silicone. Togliere la miscela di burro di arachidi dal congelatore. Raccogliete 1 cucchiaio da tavola e con le mani formate una palla. Posizionare la palla sulla teglia da forno preparata. Ripetere l'operazione con la rimanente miscela di burro di arachidi. Mettete la teglia nel congelatore a raffreddare mentre sciogliete il cioccolato, o per almeno 15

minuti. Se pensate di ricoprirli di cioccolato solo più tardi, mettete la teglia in frigorifero per almeno 30 minuti.

3. Sciogliere il cioccolato con l'olio di cocco in un doppio bollitore o in una ciotola a prova di calore sopra una pentola di acqua bollente, mescolando spesso, fino a quando non sarà completamente liscio. Togliere dal fuoco.

4. Togliere le palline di burro di arachidi dal congelatore. Con una forchetta raccogliere una pallina e immergerla nel cioccolato fuso. Arrotolatela intorno per coprirla completamente, poi usate il cucchiaio per sollevarla e svuotate il cioccolato in eccesso. Rimettete il tartufo sulla teglia da forno. Ripetere con le palline rimanenti. Cospargere le cime con arachidi tritate e/o sale marino in scaglie (se si usa).

5. Rimettete la teglia in frigorifero e raffreddatela fino a quando non sarà completamente pronta, da 15 a 20 minuti, o fino a quando non sarà pronta per essere servita. I tartufi si conservano in un contenitore ermetico in frigorifero per 4-5 giorni.

SUGGERIMENTO

▶ Se il burro di arachidi è molto morbido, aggiungete un altro cucchiaio di farina d'avena e 1½ cucchiaino di zucchero a velo o xilitolo per addensarlo.

RICETTE VEGANE INSOSPETTABILI NESSUNO INDOVINERÀ CHE È VEGANO

ALI DI CAVOLFIORE DI BUFALO CON SALSA DI FORMAGGIO ERBORINATO

PER 4 PERSONE, CON SALSA EXTRA

TEMPO PREP: **10 minuti**

TEMPO ATTIVO: **20 minuti**

TEMPO INATTIVO: **15 minuti**

INGREDIENTI:

- Olio d'oliva spray

cavolfiore di bufalo

- 1 tazza da tè di latte vegetale non zuccherato (se necessario senza noci)
- 1 tazza da tè di farina di ceci
- 2 cucchiai di farina di mais (se necessario senza glutine)
- ½ cucchiaino d'aglio in polvere
- ½ cucchiaino di paprika affumicata
- 1 testa grande o 2 teste piccole di cavolfiore (900 grammi), rotto in cimette
- 1 tazza da tè di salsa piccante
- 2 cucchiai di aceto di sidro di mele
- 1 cucchiaio di concentrato di pomodoro senza sale
- 1 cucchiaio di sciroppo d'acero

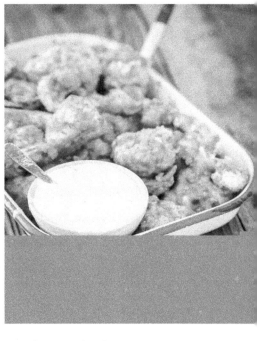

salsa al formaggio erborinato

- ½ tazza da tè di yogurt al cocco (o yogurt di soia; non zuccherato)
- ½ tazza da tè di maionese vegana
- 2 cucchiai di aceto di vino bianco
- ½ cucchiaino di salsa vegana Worcestershire (senza glutine se necessario)
- ½ cucchiaino da tè
- ½ cucchiaino d'aglio in polvere

- ¼ di cucchiaino di cipolla in polvere
- ¼ di cucchiaino di maggiorana essiccata
- ¼ di cucchiaino di origano essiccato
- Mezzo blocco da 400 grammi di tofu extra solido, drenato e sbriciolato
- Pepe nero a piacere

DIREZIONI:

1. Preriscaldare il forno a 230°C . 2. Spruzzare leggermente una teglia da 23 × 33 centimetri con olio d'oliva.

2. **Per fare il cavolfiore** : Mescolare il latte, la farina di ceci, la farina di mais, l'aglio in polvere e la paprica in una ciotola grande. Immergere nell'impasto un cavolfiore alla volta e metterlo nella teglia da forno preparata. Cuocere in forno per 20 minuti.

3. Mentre il cavolfiore cuoce, mescolate insieme la salsa piccante, l'aceto di mele, il concentrato di pomodoro e lo sciroppo d'acero in una tazza da tè o in una piccola ciotola.

4. Togliere il cavolfiore dal forno e, con una spatola, allentare le cimette che si attaccano alla teglia. Versate il composto di salsa piccante su tutto il cavolfiore, e cuocete ancora per 7-8 minuti, fino a quando la salsa piccante non si sarà addensata e caramellata.

5. Mentre il cavolfiore cuoce la seconda volta, **fare l'intingolo**: mescolare lo yogurt, la maionese, l'aceto di vino bianco, la salsa Worcestershire, il sale, l'aglio in polvere, la cipolla in polvere, la maggiorana e l'origano in una ciotola media. Una volta mescolati, ripiegare il tofu. Assaggiare e aggiungere il pepe se necessario.

6. Servire immediatamente il cavolfiore. Gli avanzi si conservano in contenitori ermetici in frigorifero per 2 o 3 giorni.

POLPETTE DI JALAPEÑO

DA 16 A 18 BOCCONCINI

TEMPO PREP: **15 minuti** (escluso il tempo di cottura della quinoa)
TEMPO ATTIVO: **25 minuti**

INGREDIENTI:

- 2 tazze da tè di quinoa cotta
- 1 tazza da tè di <u>farina di mais</u> (certificata senza glutine se necessario), più altri se necessario
- 3 o 4 piccoli jalapeños, privy di semi e tritati
- 2 cucchiai di latte vegetale non zuccherato (senza noci e/o senza soia, se necessario; vedi variazioni)
- 2 cucchiai di succo di lime
- 2 cucchiai di formaggio cremoso vegano o maionese (senza soia se necessario)
- 3 cucchiai di lievito nutrizionale
- 1 cucchiaino di cumino macinato
- ½ cucchiaino di coriandolo macinato
- ½ cucchiaino di paprika affumicata
- Sale e pepe nero a piacere
- Olio di girasole o di colza per friggere
- Salsa

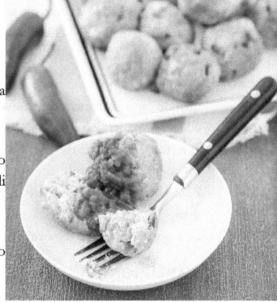

DIREZIONI:

1. Unire la quinoa, la farina di mais, i jalapeños, il latte, il succo di lime, la crema di formaggio o la maionese, il lievito nutrizionale, il cumino, il coriandolo e la paprika in una grande ciotola e mescolare fino a quando non sono completamente amalgamati. Il composto deve risultare umido e non liquido come una pastella. Se è troppo liquido, aggiungere la farina di mais con il cucchiaio da tavola fino ad ottenere la giusta consistenza. Aggiungere sale e pepe.

2. Rivestire una teglia da forno con carta pergamena o con un tappetino in silicone. Prendete in mano circa 2 cucchiai della miscela e modellatela in una palla. Mettere sulla teglia da forno preparata. Ripetere con la miscela rimanente.

3. Riscaldare una padella grande, preferibilmente in ghisa, a fuoco medio. Versare olio a sufficienza per rivestire il fondo e riscaldare per 2 o 3 minuti. È importante dare all'olio abbastanza tempo per riscaldarsi. (I bocconcini cadranno a pezzi se l'olio non è abbastanza caldo.) Controllate che sia abbastanza caldo aggiungendo un pizzico di pasta alla padella. Se schizza e sfrigola, l'olio è pronto. Rivestire un piatto con carta assorbente.

4. Mettete con cura 5 o 6 bocconcini nella padella e cuocete per 3 o 4 minuti, fino a quando non saranno dorati e sodi, capovolgendoli ogni 30 secondi circa per farli cuocere su tutti i lati. Con un cucchiaio a fessura trasferirli nel piatto, mettendovi sopra altri tovaglioli di carta per assorbire l'olio in eccesso. Ripetere con i bocconcini rimanenti, aggiungendo altro olio alla padella secondo necessità (lasciate scaldare l'olio ogni volta che ne aggiungete di più). Servire caldo, con salsa per intingere. Questi si mangiano meglio il giorno stesso, ma si conservano in un contenitore a tenuta d'aria in frigorifero per 1 o 2 giorni.

VARIAZIONI

▶ Rendere questi bocconcini extra caldi sostituendo metà o tutto il latte con salsa piccante.

▶ Per cuocere i bocconcini invece di friggerli, preriscaldare il forno a 190°C, metterli su una teglia foderata di carta pergamena o su una teglia di silicone e cuocere per 30 minuti, capovolgendoli una volta a metà cottura.

POPCORN SPEZIATI AL FORMAGGIO

DA 4 A 6 PORZIONI

TEMPO PREP: **5 minuti**
TEMPO ATTIVO: **10 minuti**

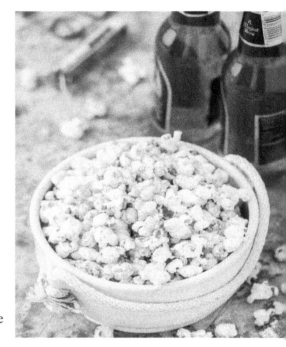

INGREDIENTI:

- 3 cucchiai di lievito nutrizionale
- 2 cucchiaini di peperoncino in polvere
- ½ cucchiaino d'aglio in polvere
- Qualche pizzico di pepe di Cayenna
- 2 cucchiai di olio di girasole (o olio di colza)
- ½ tazza da tè di popcorn in gherigli
- 1 cucchiaio di burro vegano (senza soia se necessario, o olio di cocco), fuso
- Sale a piacere

DIREZIONI:

1. In una piccola tazza da tè o ciotola, mescolare insieme il lievito nutrizionale, il peperoncino in polvere, l'aglio in polvere e il pepe di cayenna. Mettere da parte.

2. Unire l'olio 3 popcorn in una pentola grande e riscaldare a fuoco medio-alto. Una volta schioccati i chicchi, aggiungere i chicchi rimanenti, coprire la pentola, scuoterla un paio di volte e rimetterla sul fuoco. Una volta che lo schiocco inizia, continuare ad agitare ogni 3-5 secondi fino a quando lo schiocco si ferma. Togliere dal fuoco e scoprire.

3. Versare il burro fuso sui popcorn, coprire di nuovo la pentola e scuotere per rivestirli. Scoprire la pentola e aggiungere il mix di lievito nutrizionale, coprire di nuovo, e scuotere per rivestire. Scoprite la pentola e aggiungete il sale. Servire immediatamente.

TACOS DI CECI ED AVOCADO

PER 8 TAQUITOS

TEMPO PREP: **5 minuti**
TEMPO ATTIVO: **25 minuti**

TEMPO INATTIVO: **20 minuti**

INGREDIENTI:

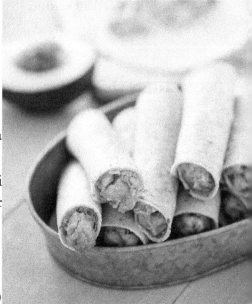

- 1½ tazze da tè di ceci cotti (o una lattina da 425 grammi, sciacquata e sgocciolata)
- 2 cucchiai di aminoacidi liquidi (o tamari senza glutine; usare aminoacidi di cocco per essere senza soia)
- 1 avocado, snocciolato
- 2½ cucchiai di succo di lime
- 2 cipolle verdi, tritate (parti verdi e bianche)
- 1½ cucchiai di yogurt vegano puro (o maionese; senza soia se necessario), opzionale, per aggiungere cremosità
- ½ cucchiaino da tè di chilli di anguilla in polvere
- ½ cucchiaino d'aglio in polvere
- Sale e pepe nero a piacere
- 8 tortillas di mais (vedi Suggerimento)
- Olio d'oliva spray
- Salsa o intingolo a scelta

DIREZIONI:

1. Preriscaldare il forno a 170°C. Rivestire una teglia da forno con carta pergamena o stuoia in silicone.

2. Riscaldare una padella grande, preferibilmente in ghisa, a fuoco medio. .Aggiungere i ceci e gli amminoacidi liquidi e cuocere, mescolando di tanto in tanto, fino a quando

tutto il liquido è stato assorbito. Togliere dal fuoco e lasciare raffreddare per 2 o 3 minuti. Utilizzare uno schiacciapatate o un tagliapasta per schiacciare i ceci in piccoli pezzi.

3. Mettere la polpa dell'avocado in una grande ciotola e schiacciarla fino ad ottenere una polpa liscia ma un po' grossa. Aggiungere i ceci, il succo di lime, le cipolle verdi, lo yogurt (se usato), il peperoncino, l'aglio in polvere, il sale e il pepe. Mescolare fino ad ottenere un composto.

4. Riscaldare una padella a fuoco medio e scaldare le tortillas, una alla volta, per 30 secondi su ogni lato, fino a quando non saranno morbide e flessibili. Adagiatele poi su un piatto e copritele con un foglio di alluminio mentre cuocete il resto.

5. Disporre 1 tortilla e riempirla di circa 3 cucchiai della miscela di avocado lungo il centro. Arrotolarla e metterla sulla teglia preparata. Ripetere l'operazione con le tortillas rimanenti.

6. Spruzzare i taquitos con olio d'oliva e cuocere per 10 minuti. Capovolgere i taquitos, spruzzarli di nuovo con olio d'oliva e cuocere per altri 10 minuti, o fino a quando non sono croccanti. Servire immediatamente con la vostra scelta di iintingolo o salsa.

VARIAZIONI

▷ Si possono fare taquitos con ripieni diversi. Provate il Jackfruit Carnitas, i fagioli fritti da 15 minuti con salsa al formaggio Pepperjack, gli Sloppy Joe Tempeh o anche il Tofu strapazzato.

SUGGERIMENTO

▷ Le sottili tortillas di mais funzionano meglio per questi taquitos. Allontanatevi da quelli che dicono "fatti a mano", in quanto sono generalmente più spessi e hanno più probabilità di rompersi quando li arrotolate.

56

PIZZADILLAS

DA 2 A 4 PORZIONI

TEMPO PREP: **15 minuti** (escluso il tempo di preparazione del sugo di pizza e della salsa di anacardi di base)
TEMPO ATTIVO: **20 minuti**

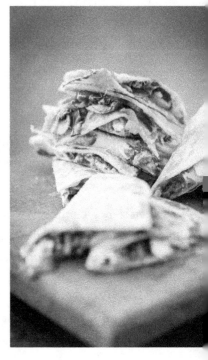

INGREDIENTI:

- 2 tazze da tè di funghi cremini freschi a fette (o funghi bottone)
- 1 tazza da tè di peperone verde o rosso a fette
- ½ tazza da tè di cipolla rossa a fette
- 2 tazze da tè di foglie di spinaci freschi sciolti
- Sale e pepe nero a piacere
- 4 tortillas di farina grande (vedi Variazione per la realizzazione di queste tortillas senza glutine)
- 2 tazze da tè di Pizza Sauce ; o pizza vegana comprata in negozio o salsa marinara)
- ½ tazza da tè di olive nere denocciolate a fette

Salsa di base al formaggio di anacardio

- Olio d'oliva spray

DIREZIONI:

1. Riscaldare una padella grande a fuoco medio. Aggiungere i funghi, il peperone e la cipolla e far cuocere fino a quando i funghi sono teneri, 3 o 4 minuti. Aggiungere gli spinaci e cuocere fino a quando non cominciano ad appassire. Togliere dal fuoco e aggiungere sale e pepe. Trasferire in una ciotola. Pulire la padella.

2. Preparare una tortilla. Spalmare a metà la salsa di pomodoro. Aggiungere un quarto delle verdure e una spolverata di olive nere. Spalmare circa 3 cucchiai di salsa di

formaggio sulla parte superiore e ripiegare sull'altro lato della tortilla. Ripetere con gli altri ingredienti.

3. Riscaldare la padella a fuoco medio. Spruzzare la padella con olio d'oliva e aggiungere 2 quesadillas. Spruzzare le cime delle quesadillas con olio d'oliva. Dopo 2 o 3 minuti, quando il fondo è dorato, capovolgere le quesadillas e cuocere ancora per 2 o 3 minuti, fino a quando entrambi i lati sono croccanti e dorati. Mettetele su un piatto e copritele con un foglio di alluminio. Ripetere con le quesadillas rimanenti. Tagliarle a fette e servirle immediatamente, con un leggero filo di salsa al formaggio sopra e la salsa per pizza extra come salsa da intingere.

VARIAZIONE

Per fare queste tortillas senza glutine, avrete bisogno di alcune grandi tortillas senza glutine. Poiché queste tendono a rompersi quando vengono piegate, il metodo sarà un po' diverso. Spalmate la salsa per la pizza, i condimenti e la salsa al formaggio su tutta la tortilla, invece che solo la metà. Ricoprite con un'altra tortilla e cuocete come al punto 3, ripetendo per fare 2 totali. Tagliare a fette come si farebbe con una pizza normale.

SALSA DI MANDORLE AL CORIANDOLO

TEMPO PREP: **10 minuti**
TEMPO ATTIVO: **10 minuti**
TEMPO INATTIVO: **2 ore**

INGREDIENTI:

- 1 tazza da tè di mandorle crude, immerse in acqua calda per almeno 1 ora e svuotate, acqua riservata
- 1 tazza da tè di acqua di ammollo riservata
- 1tazza da tè di coriandolo fresco tritato grossolanamente
- ¼ tazza da tè di peperoncini verdi in scatola a dadini
- ¼ tazza da tè di succo di lime
- 2 cucchiai di aminoacidi liquidi (o tamari senza glutine; usare aminoacidi di cocco per essere senza soia)
- 2 cucchiai di cipolla gialla tritata
- 4 cucchiaini di lievito nutrizionale
- 2 cucchiaini di aglio tritato
- 1 cucchiaino di cumino macinato
- Qualche pizzico di pepe di Cayenna
- Sale e pepe nero a piacere

DIREZIONI:

1. Unire tutti gli ingredienti in un frullatore ad alta velocità o in un robot da cucina e frullare fino a ottenere una miscela liscia e cremosa.
2. Trasferire in un contenitore a tenuta d'aria e refrigerare per 1 ora prima di servire. La salsa dovrebbe addensarsi man mano che si raffredda.
3. Si conserva in un contenitore a tenuta d'aria in frigorifero per 2 o 3 giorni.

PASTI VEGANI PER I RITROVI

PASTI SPECIALI PER I RITROVI PIÙ FANTASIOSI

PANINI CON AVOCADO E CUORI DI TÈ DI PALMA

PER 16 PANINI

TEMPO PREP: **5 minuti**
TEMPO ATTIVO: **15 minuti**

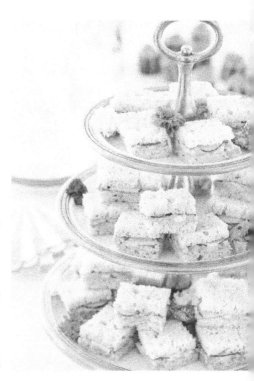

INGREDIENTI:

- 2 avocado, snocciolati
- 2 cucchiaini di succo di limone
- ½ tazza da tè di cuori di palma finemente tritati
- Sale e pepe nero a piacere
- 8 fette di pane vegano (senza glutine se necessario; vedi Suggerimento)
- 2 cucchiai di prezzemolo fresco tritato
- 1 tazza da tè di ravanelli a fette molto sottili

DIREZIONI:

1. Mettere la polpa di avocado in una ciotola di media grandezza e schiacciarla fino a quando sarà più liscia. Aggiungere il succo di limone, i cuori di palma, sale e pepe.

2. Distribuire il composto di avocado su 4 fette di pane. Cospargere con prezzemolo e ricoprire con fette di ravanello. Coprire ognuna con un altro pezzo di pane.

3. Utilizzare un coltello da pane per tagliare la crosta di ogni panino, quindi tagliare ogni panino in quattro triangoli o quadrati. Servire immediatamente o mettere in frigorifero i panini in un contenitore ermetico per un massimo di 3 ore prima di servirli.

SUGGERIMENTO

▷ Quando si usa il pane senza glutine, se lo si tosta leggermente prima dell'uso, a volte ha un sapore migliore e non si asciuga così tanto.

COPPETTE DI HUMMUS CETRIOLO AL PEPE ROSSO ARROSTITO

PER 30 COPPETTE DI CETRIOLO

TEMPO PREP: **8 minuti**
TEMPO ATTIVO: **15 minuti**

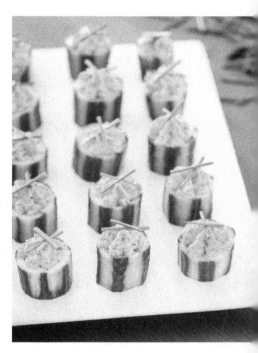

INGREDIENTI:

hummus di peperone rosso arrostito

- 1½ tazze da tè di ceci cotti (o una lattina da 425 grammi, sciacquata e sgocciolata)
- ½ tazza da tè di peperoni rossi arrostiti a pezzetti
- 2 spicchi d'aglio
- 3 cucchiai di tahina (senza glutine se necessario)
- 3 cucchiai di succo di limone
- ½ cucchiaino di paprika affumicata
- Un pizzico di pepe di Cayenna
- Sale e pepe nero a piacere

coppette di cetriolo

- 4 cetrioli inglesi
- Paprika affumicata per spolverare
- Erba cipollina, tagliata in pezzi da 2 centimetri

DIREZIONI:

1. **Per preparare l'hummus** : Unire gli ingredienti in un robot da cucina e lavorarli fino a quando non sono omogenei. Potrebbe essere necessario aggiungere acqua lungo il percorso per aiutare l'impasto omogeneo, ma non troppo perche l'hummus deve essere abbastanza denso. Trasferire l'hummus in una busta da pasticceria o in un grande sacchetto di plastica richiudibile con l'angolo tagliato. Raffreddare fino a quando non è pronto per l'uso.

2. Tagliare le estremità dei cetrioli. Sbucciare a strisce la pelle dai lati dei cetrioli in modo da avere un modello come nella foto in alto. In alternativa, potete sbucciarli completamente o non sbucciarli affatto. Tagliare i cetrioli a fette in sezioni da 2 centimetri. Usate un un cucchiaino per scavare le parti interne dei cetrioli, lasciando una sezione spessa a un'estremità in modo che la "coppetta" abbia un fondo. Posizionare tutte le coppette di centriolo su un piatto o un piatto di portata.

3. Riempirele poi con hummus e spolverare le cime con la paprika e metterci sopra 1 o 2 pezzi di erba cipollina. Mettere in frigo fino a quando non si è pronti a servire, (fino a 1 ora). Gli avanzi di hummus si conservano in un contenitore a tenuta d'aria per 4-5 giorni.

INSALATA DI PASTA CAESAR DI CECI

DA 6 A 8 PORZIONI

TEMPO PREP: **10 minuti** (escluso il tempo di preparazione della Pepita di Parmigiano)
TEMPO ATTIVO: **30 minuti**

TEMPO INATTIVO: **2 ore**

INGREDIENTI:

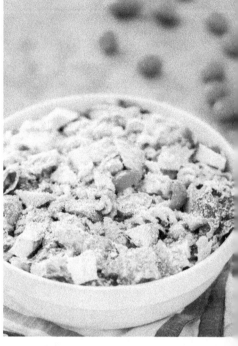

- ¼ tazza da tè di anacardi crudi, immersi in acqua calda per 1 ora e sgocciolati, conservare acqua
- 6 cucchiai di acqua di ammollo conservata
- ¼ tazza da tè di semi di canapa
- 3 cucchiai di succo di limone
- 2 cucchiai di olio d'oliva
- 1 cucchiaio di maionese vegana (senza soia se necessario), opzionale
- 1 cucchiaio di lievito nutrizionale
- 2 cucchiaini di salsa vegan Worcestershire (senza glutine e/o senza soia se necessario)
- 2 cucchiaini di senape di Digione (senza glutine se necessario)
- 2 cucchiaini di capperi sgocciolati
- 1 spicchio d'aglio
- Sale e pepe nero a piacere

insalata

- 340 grammi di pasta a scelta (senza glutine se necessario)
- 3 tazze da tè di ceci cotti (o due lattine da 425 grammi, sciacquate e sgocciolate)
- ¼ tazza da tè di aminoacidi liquidi (usare aminoacidi di cocco senza soia)
- 2 tazze da tè di pomodori ciliegia dimezzati

- 1 lattuga romana a testa grande, tritata
- 2 avocado, snocciolati, pelati e tritati
- Pepita Parmigiano Reggiano

DIREZIONI:

1. **Per realizzare il condimento**: Unire tutti gli ingredienti in un robot da cucina o in un frullatore e lavorarli fino a **renderli** lisci. Mettere da parte.

2. Portare ad ebollizione una pentola grande di acqua e cuocere la pasta secondo le istruzioni della confezione fino al dente. Scolate, sciacquate la pasta con acqua fredda, quindi scolatela di nuovo. Trasferire la pasta in una ciotola grande.

3. Riscaldare una padella grande, preferibilmente in ghisa, a fuoco medio. Aggiungere i ceci e gli amminoacidi liquidi e cuocere, mescolando di tanto in tanto, fino a quando tutto il liquido è stato assorbito, da 4 a 5 minuti. Togliere dal fuoco e aggiungere alla pasta.

4. Lasciate raffreddare i ceci per 5-10 minuti. Aggiungere i pomodori, la lattuga e il condimento e mescolare. Incorporare delicatamente l'avocado. Coprire e mettere in frigorifero da 1 ora a 3 ore, prima di servire. Servire condito con Pepita di Parmigiano Reggiano (si può aggiungere nella ciotola grande se si serve da soli, o su porzioni individuali). Questo è meglio se mangiato il giorno in cui viene preparato, ma si conserva in un contenitore a tenuta d'aria in frigorifero per circa 1 giorno.

BRUSCHETTA DI POMODORI SECCHI E FAGIOLI BIANCHI

DA 10 A 12 PORZIONI

TEMPO PREP: **10 minuti**

TEMPO ATTIVO: **15 minuti**

INGREDIENTI:

- 1 baguette vegan lunga (o altro pane croccante; senza glutine se necessario)
- 1½ tazza da tè di fagioli cannellini cotti (o una lattina da 425 grammi, sciacquata e sgocciolata)
- ¾ tazze da tè di pomodori secchi all'olio, ben sgocciolati e tagliati a dadini
- 1 spicchio d'aglio, schiacciato
- 2 cucchiai di basilico fresco tagliato alla chiffonade
- 3 cucchiai di aceto di vino bianco
- Sale e pepe nero a piacere
- ½ tazza da tè di pinoli tostati o altro frutto secco
- ½tazza da tè di cipolle verdi tritate, opzionale

DIREZIONI:

1. Preriscaldare il forno a 170°C. Tagliare il pane a fette di 1,20 centimetri e disporle su una teglia da forno. Cuocere in forno per 7-10 minuti, fino a quando non saranno croccanti e tostate. Mettere da parte.

2. Mentre il pane è tostato, mescolare insieme i fagioli, i pomodori, l'aglio, il basilico, l'aceto, il sale e il pepe.

3. Mettete un po' di miscela di fagioli su ogni toast e cospargete le cime con pinoli e cipolle verdi (se usate). Servire immediatamente.

SUGGERIMENTO

Potete preparare la bruschetta con qualche ora di anticipo e raffreddarla fino a quando non è pronta per l'uso.

Se avete a disposizione una miscela di fagioli avanzata, è un ottimo ripieno per un un panino.

CROCCHETTE DI CECI CON SALSA DI YOGURT ALL'ANETO

DA 6 A 8 PORZIONI

TEMPO PREP: **20 minuti**
TEMPO ATTIVO: **50 minuti**

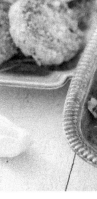

INGREDIENTI:

salsa di yogurt all'aneto

- 1 tazza da tè di yogurt al cocco (o yogurt di soia; preferibilmente senza zucchero)
- 6 cucchiai di maionese vegan (senza soia se necessario)
- ¼ tazza da tè di succo di limone
- 2 cucchiai di aneto appena tritato (o 1 cucchiaio di aneto essiccato)
- 2 cucchiaini di sciroppo d'acero (escludere se si usa lo yogurt zuccherato)
- 1½ cucchiaino di aglio in polvere
- 1 cucchiaino di sale

crocchette

- ½ Kilo di patate dolci o ignami, sbucciate e tritate grossolanamente
- Una lattina da 425 grammi di ceci, risciacquati e sgocciolati (riservate la salamoia),
- 1 cucchiaio di salamoia di ceci riservato
- 4 cipolle verdi, finemente tritate (parti verdi e bianche)
- ⅔ tazza da tè di farina di mais (certificata senza glutine, se necessario)
- 1 spicchio d'aglio, schiacciato
- 1 cucchiaino di scorza di limone grattugiata
- ½ cucchiaino di paprika
- Un pizzico di pepe di Cayenna
- Sale e pepe nero a piacere
- 1 tazza da tè di pangrattato di panko vegan (senza glutine se necessario)

- Olio d'oliva per friggere

DIREZIONI:

1. **Per fare la salsa** : Mescolare gli ingredienti della salsa in una ciotola media. Coprire e mettere in frigo fino a quando non sono pronti per l'uso.

2. **Per fare le crocchette** : Mettere le patate dolci in una pentola e coprire con acqua. Portare ad ebollizione e cuocere per circa 7 minuti, fino a quando saranno tenere. Scolare bene.

3. Mettere i ceci e 1 cucchiaio di salamoia in una grande ciotola e schiacciarli fino a romperli in piccoli pezzi. Aggiungere le patate dolci fatte a purè fino ad ottenere un composto omogeneo. Aggiungere le cipolle verdi, la farina di mais, l'aglio, la scorza di limone, la paprica, il pepe di cayenna, il sale e il pepe. Mescolare fino ad ottenere un composto.

4. Rivestire una teglia da forno con carta pergamena o con una tovaglietta in silicone. Versare il pangrattato in una ciotola poco profonda. Raccogliere una quantità di impasto leggermente più grande di una pallina da golf, modellarla in una crocchetta, ricoprirla di pangrattato e metterla sulla teglia da forno preparata. Ripetere l'operazione con il restante impasto per crocchette.

5. Rivestire un piatto con carta assorbente .Riscaldare una padella grande, preferibilmente in ghisa, a fuoco medio. Aggiungere olio d'oliva a sufficienza per rivestire il fondo della padella e lasciar riscaldare fino a farla brillare. Aggiungere la metà delle crocchette e far cuocere per 3 o 4 minuti su ogni lato, fino a doratura. Trasferire nel piatto per scolare. Aggiungere altro olio nella padella se necessario (lasciate riscaldare l'olio se ne aggiungete di più). Cuocere le crocchette rimanenti. Servire calde con la salsa allo yogurt all'aneto. Gli avanzi si conservano in contenitori ermetici in frigorifero per 2 o 3 giorni.

CUPCAKE ALLO CHAMPAGNE

PER **12 CUPCAKE**

TEMPO PREP: **10 minuti**
TEMPO ATTIVO: **45 minuti**

TEMPO INATTIVO: **40 minuti**

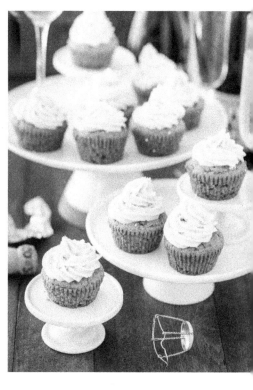

INGREDIENTI:

cupcakes

- 2 cucchiai di latte vegetale (senza noci e/o senza soia, se necessario)
- 1 cucchiaio di aceto di sidro di mele
- 1 ¾ tazze da tè di farina integrale non candida (o miscela di farina senza glutine, se necessario senza soia)
- 2 cucchiai di polvere di radice di freccia
- 1tazza da tè di zucchero di cocco
- 1 cucchiaino di lievito in polvere
- 1 cucchiaino di bicarbonato di sodio
- ½ cucchiaino di sale
- ¼ di cucchiaino di gomma di xantano (escludere se si utilizza farina multiuso o se la miscela senza glutine la include)
- 8 cucchiai di burro vegano (senza soia se necessario), a temperatura ambiente
- ⅔ tazza da tè di champagne vegano (o spumante)
- 1 cucchiaino di estratto di vaniglia

glassa

- 8 cucchiai di burro vegano (senza soia se necessario)
- 3 tazze da tè di zucchero a velo (o xilitolo)
- 2 cucchiai di Champagne vegano (o spumante)
- ½ cucchiaino di cremor tartaro
- ½ cucchiaino di estratto di vaniglia

- Ulteriori decorazioni vegan, opzionale

DIREZIONI:

1. **Per fare i cupcake** : Preriscaldare il forno a 170°C. Rivestire una pirofila da 12 tazze per muffin con carta o silicone.

2. In una tazza da tè o in una piccola ciotola, mescolate insieme il latte e l'aceto. Mettere da parte.

3. In una ciotola capiente, frullate insieme la farina, la polvere di radice di freccia, lo zucchero di cocco, il lievito in polvere, il bicarbonato di sodio, il sale e la gomma di xantano (se usata).

4. In una ciotola di media grandezza, usare un mixer a mano per scremare insieme il burro e lo Champagne. Aggiungere il composto di latte e vaniglia e mescolare fino ad ottenere un composto omogeneo. Aggiungere lentamente gli ingredienti bagnati agli ingredienti secchi e usare il mixer a mano per mescolare fino a quando non sono omogenei.

5. Dividere il composto tra le coppe del muffin e cuocere per 20 minuti, o fino a quando uno stuzzicadenti inserito nel centro esce pulito. Lasciare raffreddare i cupcake nella teglia per muffin per 10 minuti prima di trasferirli in un contenitore di raffreddamento per raffreddarli completamente.

6. Mentre i cupcake si raffreddano, **fare la glassa** : Usare un mixer a mano per mescolare tutti gli ingredienti della glassa. Mettere in frigorifero per almeno 15 minuti, o fino a quando non sono pronti per l'uso.

7. Una volta che i cupcake sono freddi, trasferire la glassa in una busta da pasticceria dotata di una punta decorativa o in un grande sacchetto di plastica richiudibile con l'angolo tagliato, e utilizzarla per la glassa a tubo su ogni cupcake. In alternativa, basta usare un coltello da burro o una spatola di silicone per spalmare la glassa su ogni cupcake. È possibile aggiungere decorazioni, se lo si desidera. Servire immediatamente o mettere in frigo fino a quando non è pronto per essere servito. Questi cupcake sono migliori il giorno in cui vengono fatti, ma si conservano in un contenitore a tenuta d'aria in frigorifero per 1 o 2 giorni.

VARIAZIONE

Per renderli senza alcool, sostituite lo Champagne con un ginger ale vegano o un sidro di mele frizzante.

BARBECUE VEGANI

RICETTE VEGANE ABBASTANZA GRANDI DA SFAMARE UNA FOLLA

INSALATA DI PATATE ALLA DIAVOLA

DA 4 A 6 PORZIONI

TEMPO PREP: **10 minuti**
TEMPO ATTIVO: **15 minuti**
TEMPO INATTIVO: **60 minuti**

INGREDIENTI:

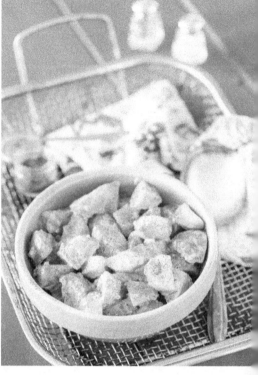

- ½ kilo di baby Yukon patate d'oro (o baby patate gialle olandesi), tagliate in quarti
- ¼ tazza da tè di maionese vegan (senza soia se necessario)
- 2 cucchiai di sottaceti dolci vegani
- 1 cucchiaio di senape gialla (se necessario senza glutine)
- 2 cucchiaini di aceto di sidro di mele
- ½ cucchiaino di cipolla in polvere
- ½ cucchiaino d'aglio in polvere
- ½ cucchiaino di paprika, più altro per spolverare
- ½ cucchiaino di sale nero (kala namak; o sale normale)

DIREZIONI:

1. Mettere le patate in una pentola e coprire con acqua. Portare ad ebollizione e far cuocere fino a quando non si bucano facilmente con una forchetta, 7-8 minuti. Scolare, quindi sciacquare le patate con acqua fredda fino a quando non si sono raffreddate. Scolare bene.

2. Unire la maionese, il condimento, la senape, l'aceto, la cipolla in polvere, l'aglio in polvere, la paprika e il sale in una ciotola capiente e mescolare fino ad ottenere un composto.. Spolverare leggermente la parte superiore dell'insalata con altra paprika e mettere in frigo per 1 ora prima di servire. Gli avanzi si conservano in un contenitore ermetico in frigorifero per 3 o 4 giorni.

HAMBURGER DI TOFU ALLE ERBE

PER 6 HAMBURGER

TEMPO PREP: **10 minuti**
TEMPO ATTIVO: **45 minuti**
TEMPO INATTIVO: **30 minuti**

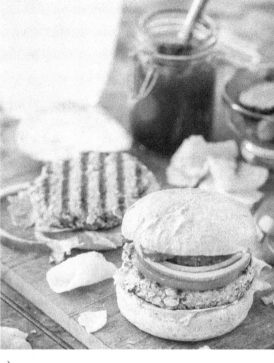

INGREDIENTI:

- 1 cucchiaino di olio d'oliva
- 1 tazza da tè di cipolla gialla tritata
- 2 spicchi d'aglio, tritati
- Un pezzo da 400 grammi di tofu extra solido, pressato per circa 30 minuti
- 2 cucchiai di aminoacidi liquidi o tamari senza glutine
- 1 cucchiaino da tè di salsa vegan Worcestershire sauce (senza glutine se necessario)
- ½ cucchiaino di fumo liquido
- ½ cucchiaino di cumino macinato
- ½ cucchiaino di timo essiccato
- ½ cucchiaino di origano essiccato
- ½ cucchiaino di basilico essiccato
- ½ cucchiaino di prezzemolo secco
- ¾ tazza da tè di avena arrotolata (certificata senza glutine se necessario)
- ½ tazza da tè di pane grattugiato vegano (senza glutine se necessario)
- 2 cucchiai di semi di sesamo
- Sale e pepe nero a piacere
- Olio d'oliva spray
- 6 panini vegan burger (senza glutine se necessario)
- Farcitura per hamburger (tutti opzionali): lattuga, pomodoro a fette, avocado a fette, cipolla rossa a fette, sottaceti, cavolo rosso sottaceto e cipolla, ketchup, senape, salsa barbecue, salsa di base al formaggio di anacardi o altro formaggio vegano

DIREZIONI:

1. Riscaldare l'olio d'oliva in una grande padella a fuoco medio. Aggiungere la cipolla e l'aglio e far soffriggere fino a quando la cipolla è traslucida.

2. Raffreddate un po il soffritto e poi metterlo in un robot da cucina aggiungendo il tofu, gli amminoacidi liquidi, la salsa Worcestershire, il fumo liquido, il cumino, il timo, l'origano, il basilico, il prezzemolo e ¼ tazza da tè di d'avena. Lavorare fino a lisciatura.

3. Trasferire il composto in una ciotola capiente e aggiungere l'avena rimanente, il pangrattato e i semi di sesamo. Mescolare fino ad ottenere un composto. Aggiungere sale e pepe.

4. Rivestire una teglia da forno con carta pergamena o con una tovaglietta in silicone. Dividere la miscela in sei parti uguali. Con le mani o con una taglierina per biscotti (dimensionata per adattarsi ai panini), formare la miscela in polpettine e posizionarla sulla teglia da forno.

5. Riscaldare a fuoco medio una grande padella per la griglia o una padella per friggere, preferibilmente in ghisa. Spruzzare abbondantemente la padella con olio d'oliva. Mettete le polpettine nella padella distanziate l'una dall'altra e cuocete per 4 o 5 minuti su ogni lato, qualche minuto in più se le polpettine sono più spesse di 2 centimetri, fino a quando non saranno sode, croccanti e rosolate all'esterno. Mettete gli hamburger sui panini. Ripetere con le polpette rimanenti, spruzzando la padella tra una partita e l'altra.

6. Lasciate che ognuno farcisca il suo hamburger a propria scelta .. Gli hamburger avanzati si conservano in un contenitore a tenuta d'aria nel frigorifero per un massimo di 4 giorni.

GRANOTURCO STAGIONATO

4 PORZIONI, CON CONDIMENTO EXTRA

TEMPO PREP: **5 minuti**
TEMPO ATTIVO: **25 minuti**

TEMPO ATTIVO: **15 minuti**

INGREDIENTI:

condimento per il ranch

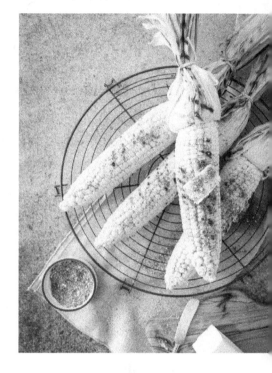

- 2 cucchiai di prezzemolo essiccato
- 1 cucchiaio di cipolla essiccata tritata
- 2 cucchiaini di cipolla in polvere
- 2 cucchiaini di aglio in polvere
- 1½ cucchiaini di aneto essiccato
- 1½ cucchiaino di origano essiccato
- 1 cucchiaino di semi di sedano
- 1 cucchiaino di sale
- 1 cucchiaino di zucchero di cocco
- ½ cucchiaino di paprika
- ¼ di cucchiaino di pepe nero

mais sulla pannocchia

- Almeno 4 spighe di mais, nella buccia (1 o più a persona)
- Burro vegetale (senza soia se necessario)
- Prezzemolo fresco tritato, opzionale

DIREZIONI:

1. **Per realizzare il condimento del ranch** : Combinare tutti gli ingredienti in un robot da cucina o in un macinino per spezie. Pulite un paio di volte fino a quando non si tratta di una polvere grossolana. Trasferire in un barattolo o in un contenitore ermetico.

2. **Per fare il mais sulla pannocchia** : Sbucciare la buccia del mais senza staccarla. Togliere e scartare tutta la seta. Tirare le bucce sul mais e mettere le spighe in una grande ciotola o in una pentola di acqua fredda. Mettere a bagno per 15 minuti.

3. Riscaldare il grill a medio-alto o riscaldare una padella del grill sulla stufa a fuoco medio. Mettere il mais sulla griglia e cuocere per 20 minuti, capovolgendolo una volta a metà, o fino a quando le bucce sono leggermente carbonizzate e il mais è tenero.

4. Se volete dei bei segni sulla griglia, sbucciate le bucce, mettete il mais direttamente sulla griglia e cuocete per un paio di minuti su ogni lato. Altrimenti, basta togliere il mais dalla griglia.

5. Utilizzare un asciugamano da cucina per tirare indietro le bucce. Legarli per formare un manico. 6. Spalmate il burro su ogni spiga e condite generosamente con il condimento ranch. Cospargere con prezzemolo tritato (se si desidera) e servire immediatamente.

VARIAZIONE

▶ Si può anche arrostire il mais. Togliere le bucce quando si toglie la seta e saltare l'ammollo. Mettete ogni spiga su un foglio di foglio di alluminio. Spalmate il burro sul mais, poi cospargete generosamente con il condimento del ranch. Avvolgere l'alluminio intorno al mais. Arrostire a 230°C per 15-20 minuti, fino a quando il mais sarà tenero.

SUGGERIMENTO

▶ Avrete a disposizione una miscela di spezie avanzata, ma non preoccupatevi, potete usare questo condimento per il ranch proprio come fareste con qualsiasi miscela di spezie! Usatelo nella marinata per gli spiedini di verdure alla griglia, cospargete le patate arrosto perfette prima che vadano in forno, oppure condite il vostro Quick & Easy Avocado Toast con questo.

INSALATA DI CAVOLO CREMOSO E CROCCANTE

DA 10 A 12 PORZIONI

TEMPO PREP: **15 minuti**
TEMPO ATTIVO: **20 minuti**
TEMPO INATTIVO: **35 minuti**

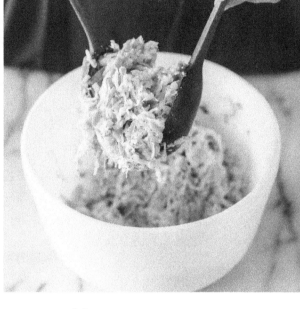

INGREDIENTI:

- 1 Cavolo verde da 1 Kilo, tagliato in quarti, e triturato su mandolino o grattugia
- 2 carote medie, pelate e grattugiate
- ¾ tazza da tè di zucchero vegan
- ½ tazza da tè di sale kosher
- 3 o 4 cipolle verdi, tritate (parti verdi e bianche)
- ¾ tazza da tè di maionese vegan (senza soia se necessario)
- ¼ tazza da tè di aceto di sidro di mele
- 2 cucchiai di sciroppo d'acero
- 2 cucchiaini di senape di Digione (senza glutine se necessario)
- 1 cucchiaino di prezzemolo secco
- 1 cucchiaino di semi di sedano
- 1 cucchiaino di pepe nero
- Sale a piacere

DIREZIONI:

1. Unire il cavolo e le carote in una ciotola capiente e mescolare con lo zucchero e il sale kosher. Lasciare riposare per 5 minuti, poi trasferire in un colino e sciacquare abbondantemente con acqua fredda. (Se non si sciacqua bene il cavolo si ottiene un'insalata troppo salata.) Sciacquare e asciugare la ciotola. Far passare il cavolo e le carote in una centrifuga per l'insalata per rimuovere l'umidità in eccesso, oppure stendere il composto su un asciugamano da cucina pulito e tamponare con carta assorbente o un altro asciugamano da cucina. Una volta asciutto, riportare il composto nella ciotola e aggiungere le cipolle verdi.

2. In una ciotola piccola, mescolare insieme la maionese, l'aceto, lo sciroppo d'acero, la senape, il prezzemolo, i semi di sedano e il pepe. Una volta ben amalgamati, aggiungere il condimento al composto di cavolo e mescolare fino a ricoprirlo uniformemente. Se necessario, aggiungere sale. Raffreddare per almeno 30 minuti prima di servire. Gli avanzi si conservano in un contenitore ermetico in frigorifero per 2 o 3 giorni.

SPIEDINI VEGETARIANI ALLA GRIGLIA

PER 10 SPIEDINI

TEMPO PREP: **20 minuti**
TEMPO ATTIVO: **30 minuti**
TEMPO INATTIVO: **15 minuti**

INGREDIENTI:

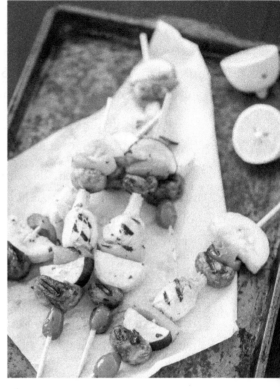

- ¼ tazza da tè di olio d'oliva
- 3 cucchiai di succo di limone
- 2 spicchi d'aglio, tritati
- 1 cucchiaino di basilico essiccato
- 1 cucchiaino di prezzemolo secco
- ½ cucchiaino di paprika affumicata
- 10 funghi cremini medi (o funghi bottone), a stelo
- 10 pomodori ciliegini
- Una lattina di cuori di carciofo da 425 grammi, sciacquata e svuotata
- 1 zucchina, tagliata in mezzo cerchio da 2 centimetri
- 1 zucca gialla, tagliata in semicerchi da 2 centimetri
- 1 peperone rosso, tritato in quadrati da 2 centimetri
- 1 peperone arancione, tritato in quadrati da 2 centimetri
- 10 lunghi spiedi di legno

DIREZIONI:

1. Unire l'olio d'oliva, il succo di limone, l'aglio, il basilico, il prezzemolo e la paprica in una grande ciotola poco profonda o in una teglia da forno. Aggiungere i funghi, i pomodori, i cuori di carciofo, le zucchine, le zucche e i peperoni e mescolare con la marinata. Marinate per circa 15 minuti, mescolandole bene. Mettere a bagno gli spiedini in acqua mentre le verdure sono a marinare.

2. Infilare le verdure sugli spiedini, facendo attenzione ad ottenere la stessa quantità di ogni verdura su ogni spiedino.

3. Riscaldare il grill a medio-alto o riscaldare una padella del grill sulla stufa a fuoco medio-alto. Cuocere gli spiedini, spennellando sopra gli avanzi di marinata un paio di volte, per 4-5 minuti per lato, fino a quando saranno teneri e leggermente carbonizzati. Servire immediatamente.

VARIAZIONE

Spiedini vegetariani arrostiti: Disporre gli spiedini su una teglia foderata con carta da forno di pergamena o con una teglia di silicone e arrostirli in forno a 230°C per 20 minuti, girandoli una volta, a metà cottura.

MACEDONIA DI FRUTTA ARCOBALENO IN SALSA AGRODOLCE

DA 10 A 12 PORZIONI

TEMPO PREP: **25 minuti**
TEMPO ATTIVO: **5 minuti**
TEMPO INATTIVO: **60 minuti**

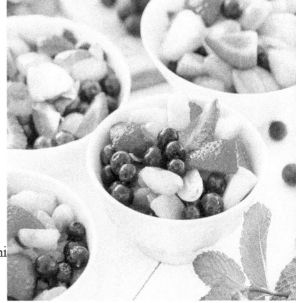

INGREDIENTI:

- 2 tazze da tè di fragole tritate
- 2 tazze da tè di uva verde senza semi dimezzata
- 2 tazze da tè di mirtilli
- 1½ tazze da tè di mango fresco tritato
- 1½ tazze da tè di ananas fresco tritato
- Una lattina da 320 grammi di arance sciroppate, sciacquate e tagliate a a metà
- ½ tazza da tè di sciroppo d'acero
- Scorza grattugiata e succo di 2 lime
- 2 cucchiai di menta fresca tritata

DIREZIONI:

1. Unire le fragole, l'uva, i mirtilli, il mango, l'ananas e le arance in una grande ciotola.

2. In una piccola ciotola o tazza da tè, unire lo sciroppo d'acero con la scorza di lime e il succo e aggiungere alla frutta, insieme alla menta, e mescolare fino ad ottenere un composto. Coprire e mettere in frigo per 1 ora prima di servire. Gli avanzi si conservano in un contenitore ermetico in frigorifero per 1 o 2 giorni.

VACANZE VEGAN

PIATTI VEGANI CHE DARANNO INIZIO A NUOVE TRADIZIONI FESTIVE

PATATE DOLCI ARROSTITE AL FORMAGGIO

DA 6 A 8 PORZIONI

TEMPO PREP: **5 minuti**
TEMPO ATTIVO: **5 minuti**
TEMPO INATTIVO: **35 minuti**

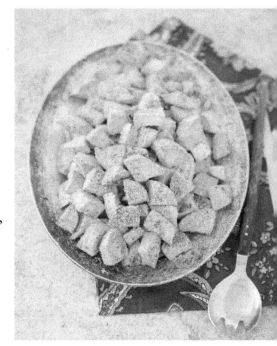

INGREDIENTI:

- 4 patate dolci grandi o ignami (900 grammi), pelate e tagliate a dadini
- Olio d'oliva spray
- Da 4 a 6 cucchiai di lievito nutrizionale
- 1 cucchiaino di aglio in polvere
- 1 cucchiaino di paprika affumicata
- Sale e pepe nero a piacere

DIREZIONI:

1. Preriscaldare il forno a 220°C. Rivestire due teglie da forno con carta pergamena o stuoie in silicone.

2. Stendere le patate dolci sulle teglie e spruzzare con olio d'oliva. Cospargere il lievito nutrizionale, l'aglio in polvere, la paprika, il sale e il pepe su di esse, e mescolare .

3. Cuocere in forno per 30-35 minuti, fino a quando non si bucano facilmente con una forchetta, girandole una volta a metà cottura per garantire la stessa in modo uniforme. Servire immediatamente. Mettere in frigorifero gli avanzi in un contenitore ermetico per 3 o 4 giorni.

CASSERUOLA DI FAGIOLINI CON CIPOLLA CROCCANTE

DA 6 A 8 PORZIONI

TEMPO PREP: **15 minuti** (escluso il tempo di preparazione della Crema di funghi)
TEMPO ATTIVO: **25 minuti**
TEMPO INATTIVO: **25 minuti**

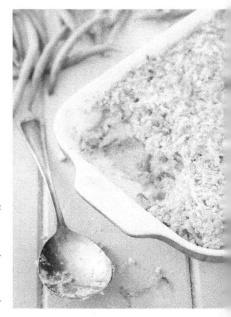

INGREDIENTI:

- Olio d'oliva spray
- 450 grammi di fagiolini freschi, tagliati
- 1 cucchiaio di burro vegano (senza soia se necessario)
- 1 cipolla dolce, tagliata in quarti e affettata sottile
- ¾ tazza da tè di pangrattato panko vegan (senza glutine se necessario)
- ½ cucchiaino d'aglio in polvere
- ½ cucchiaino di sale
- 3 cucchiai di lievito nutrizionale, opzionale

DIREZIONI:

1. Preriscaldare il forno a 200°C .Spruzzare leggermente una teglia da 23 × 33 centimetri con olio d'oliva.

2. Mettere i fagiolini in un cestino per la cottura a vapore sopra una pentola di acqua bollente e coprire. Cuocere a vapore per 5 minuti, poi trasferire in una ciotola grande aggiungendo la crema di funghi amalgamando bene il composto

3. Mentre i fagiolini cuociono a vapore, sciogliere metà del burro in una padella grande a fuoco medio. Aggiungere la cipolla e far cuocere, mescolando di tanto in tanto, fino a quando non saranno morbidi e dorati, per 5-7 minuti. Trasferire le cipolle in una ciotola media. (Non preoccupatevi di pulire la padella.) Sciogliete il burro rimasto nella padella e aggiungete il pangrattato. Cuocere, mescolando spesso, fino a quando le briciole sono croccanti. Mescolare la polvere di aglio e il sale e togliere dal fuoco. Aggiungere alle cipolle insieme al lievito nutrizionale (se usato). Mescolare per amalgamare.

4. Versare il composto di fagiolini nella teglia preparata. Distribuire il composto di cipolle. Cuocere in forno per 25 minuti, o fino a quando il condimento è croccante. Servire immediatamente. Gli avanzi si conservano in un contenitore ermetico in frigorifero per 3 o 4 giorni.

SUGGERIMENTO

▶ Per prepararlo in anticipo, cuocete la teglia senza il compost di cipolle per 25 minuti. Mettere in frigorifero fino a quando sara' per voi il momento giusto di scaldarla. Preparare il composto di cipolla, distribuirlo sulla parte superiore e infornare la teglia a 200°C, fino a quando sarà riscaldato il tutto.

PURÈ DI PATATE

DA 8 A 10 PORZIONI

TEMPO PREP: **10 minuti**
TEMPO ATTIVO: **10 minuti**

INGREDIENTI:

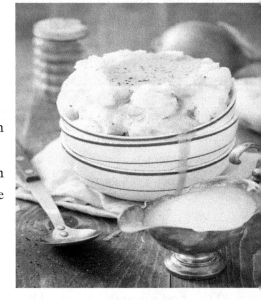

- 1 Kilo e 300 grammi di patate Yukon d'oro, sbucciate e tagliate in grossi pezzi
- ½ tazza da tè di latte vegetale non zuccherato (senza noci e/o senza soia se necessario), più altro se necessario
- ¼ tazza da tè di olio d'oliva
- Sale e pepe nero a piacere

DIREZIONI:

1. Mettere le patate in una pentola e coprire con acqua. Portare ad ebollizione e cuocere fino a quando le patate sono tenere, 7-8 minuti. Scolate le patate, poi rimettetele nella pentola.

2. Aggiungere il latte e l'olio d'oliva. Schiacciare fino a raggiungere la consistenza desiderata. Se le patate sono ancora troppo secche, aggiungere il latte con il cucchiaio da tavola fino a raggiungere il livello di umidità desiderato. Aggiungere sale e pepe. Gli avanzi si conservano in frigorifero in un contenitore a tenuta d'aria per un massimo di 4 giorni.

VARIAZIONI

▶ Purè di patate al tartufo: Sostituire 3 cucchiai di olio d'oliva con olio al tartufo e aggiungere ½ cucchiaino di aglio in polvere.

▶ Purè di patate a ridotto contenuto calorico: Sostituire la metà delle patate con 500 grammi di fiocchi di cavolfiore

SUGGERIMENTO

▶ Per rendere il purè di patate extra liscio, lavoratelo in un robot da cucina con il latte e l'olio d'oliva.

COTOLETTE DI TEMPEH DI ACERO E MISO

PER 4 PORZIONI

TEMPO PREP: **5 minuti**
TEMPO ATTIVO: **20 minuti**
TEMPO INATTIVO: **20 minuti**

INGREDIENTI:

- Due pacchetti da 227 grammi tempeh
- ¼ tazza da tè di brodo vegetale a basso contenuto di sodio
- ¼ tazza da tè di aminoacidi liquidi (o tamari senza glutine)
- ¼ tazza da tè di sciroppo d'acero
- 2 cucchiaini di miso di soia bianca (o miso di ceci)
- 1 cucchiaino di salvia essiccata
- 1 cucchiaino di timo essiccato
- Sale e pepe nero a piacere

DIREZIONI:

1. Tagliate ogni blocco di tempeh a metà in orizzontale, poi tagliate ogni metà in diagonale in modo da avere otto triangoli.

2. Riempire una grande casseruola poco profonda con un paio di centimetri d'acqua e inserirla in un cestino per il vapore. Mettere i triangoli di tempeh nel cestello del vapore e coprire con un coperchio. Portare ad ebollizione, quindi ridurre il bollore. Cuocere il tempeh a vapore per 15-20 minuti, capovolgendo i triangoli una volta, a metà cottura. Togliere il cestello del vapore dalla pentola (tenere il tempeh nel cestello) e metterlo da parte.

3. Togliere l'acqua dalla pentola.e mettere il brodo vegetale, gli amminoacidi liquidi, lo sciroppo d'acero, il miso, la salvia e il timo nella pentola e mescolare Aggiungere i triangoli di tempeh e portare ad ebollizione per poi ridurre il calore a fuoco lento. Lasciate cuocere il tempeh a fuoco lento nella salsa per 10-12 minuti, capovolgendoli una volta, a metà cottura, finché la salsa non viene assorbita e inizia a caramellare. Togliere dal fuoco e aggiungere sale e pepe. Servire immediatamente. Gli avanzi si conservano in un contenitore ermetico in frigorifero per 4-5 giorni.

SALSA TAHINA FACILE

PER 3 CIOTOLE

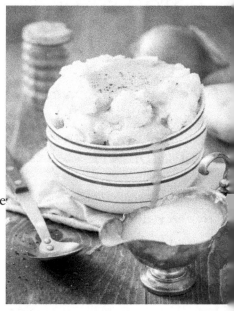

TEMPO PREP: **5 minuti**
TEMPO ATTIVO: **15 minuti**

INGREDIENTI:

- 1 cucchiaio di burro vegano (senza soia se necessario)
- ½ cipolla gialla, tagliata a dadini fini
- 1 cucchiaino di aglio tritato
- ½ cucchiaino di timo essiccato
- ½ cucchiaino di rosmarino essiccato
- 2 cucchiai di farina d'avena (certificata senza glutine se necessario)
- 2½ tazze da tè e di brodo vegetale a basso contenuto di sodio
- 2 cucchiai di tahini (senza glutine se necessario)
- 2 cucchiai di aminoacidi liquidi (o tamari senza glutine; usare aminoacidi di cocco per essere senza soia)
- 1 cucchiaio di lievito nutrizionale
- Sale e pepe nero a piacere

DIREZIONI:

1. Sciogliere il burro in una pentola grande e poco profonda a fuoco medio. Aggiungere la cipolla e l'aglio e far soffriggere fino a quando la cipolla è traslucida, circa 5 minuti. Aggiungere il timo e il rosmarino e far cuocere ancora per un minuto. Aggiungere la farina e cuocere, mescolando continuamente, fino a quando la farina non sarà completamente incorporata.

2. Aggiungere il brodo, la salsa tahina e gli amminoacidi liquidi e mescolare fino a quando non sono ben combinati. Cuocere, mescolando spesso, fino a quando il sugo è denso e lucido, 5-7 minuti. Aggiungere il lievito nutrizionale e togliere dal fuoco.

3. Usare un frullatore a immersione per miscelare la salsa fino a quando non è liscia. Aggiungere sale e pepe. Servire immediatamente. Gli avanzi si conservano in un contenitore ermetico in frigorifero per 2 o 3 giorni.

TORTA DI ZUCCA MARMORIZZATA

DA 8 A 10 PORZIONI

TEMPO PREP: **15 minuti** (escluso il tempo di
raffreddamento della crema di cocco)
TEMPO ATTIVO: **15 minuti**
TEMPO INATTIVO: **6 ore**

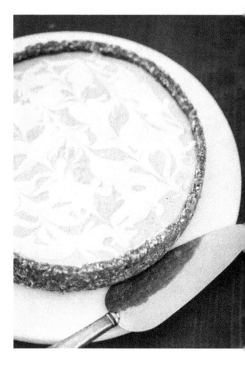

INGREDIENTI:

Base per la Torta

- 1 tazza da tè di datteri Medjool, snocciolati
- 1½ tazze da tè di noci pecan in pezzettini
- ½ tazza da tè di farina di mandorle
- ½ cucchiaino di cannella macinata
- ½ cucchiaino di zenzero macinato
- ½ cucchiaino di sale
- 2 cucchiai di sciroppo d'acero
- 1 cucchiaio di olio di cocco fuso
- Spray da cucina vegano (senza soia se necessario)

Ripieno

- 1½ tazze da tè di anacardi crudi, immersi in acqua calda per almeno 4 ore e sgocciolati, (se si utilizza un frullatore ad alta velocità, si può saltare l'ammollo)
- 6 cucchiai di crema di cocco in scatola raffreddata e indurita (vedi Suggerimento)
- ½ tazza da tè di sciroppo d'acero
- 3 cucchiai di succo di limone
- 1⅓ tazze da tè di zucca in purea (non ripieno di torta di zucca)
- 1 cucchiaino di estratto di vaniglia
- 1 cucchiaino di cannella macinata
- 1 cucchiaino di zenzero macinato
- ½ cucchiaino di noce moscata macinata

- ¼ di cucchiaino di chiodi di garofano macinato
- ¼ di cucchiaino di sale

DIREZIONI:

1. **Per fare la base**: Mettere i datteri in un robot da cucina e lavorarli fino a quando non sono in piccoli pezzi. Aggiungere le noci pecan e lavorarle fino a renderle friabili. Aggiungere la farina di mandorle, la cannella, lo zenzero, il sale, lo sciroppo d'acero e l'olio di cocco e lavorare fino ad incorporare tutto il composto.

2. Rivestire il fondo di una padella a forma di molla da 23 cm. con carta pergamena e spruzzare leggermente l'interno della padella con spray da cucina. Trasferire il composto nella padella e distribuirlo uniformemente lungo il fondo e circa 2 centimetri su per i lati. Mettere la padella nel congelatore.

3. **Per fare il ripieno** : In un frullatore, unire gli anacardi, la crema di cocco, lo sciroppo d'acero e il succo di limone. Frullare fino ad ottenere un composto omogeneo, poi trasferire ¼ tazza da tè del composto in una piccola ciotola e metterlo da parte. Aggiungere la zucca, la vaniglia, la cannella, lo zenzero, la noce moscata, i chiodi di garofano e il sale. Frullare fino ad ottenere un composto omogeneo.Togliere la padella dal frizzer e versarlo sulla base della torta e spalmarla uniformemente.

4. Spruzzare la crema di anacardi riservata sulla parte superiore. Trascinare con cura uno stuzzicadenti o uno spiedino attraverso la crema di cocco e le miscele di zucca, creando un motivo marmorizzato. Coprire la padella, rimettere in freezer e congelare per 2 ore. Trasferire in frigorifero fino a quando non è pronta per essere servita. Togliere i lati della padella a forma di molla, affettare e servire. Gli avanzi si conservano in frigorifero per 3 o 4 giorni.

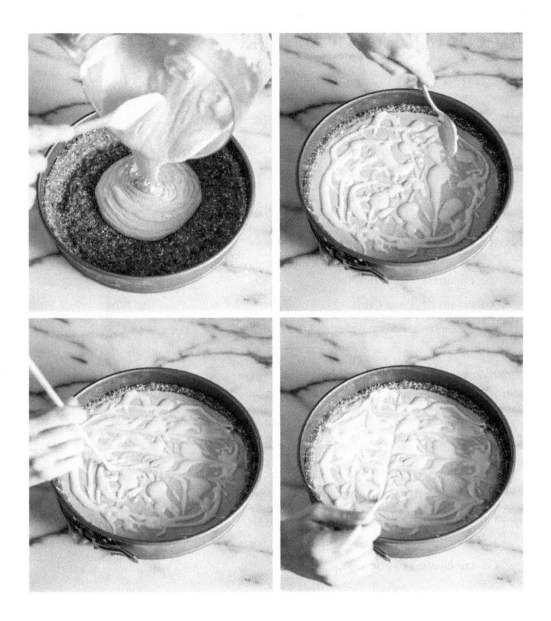

Mettere in frigorifero una lattina di crema di cocco o di latte di cocco intero per una notte. La crema si indurisce e si separa dall'acqua. Utilizzare un apriscatole per aprire la lattina e sollevare il coperchio. Con attenzione, servendovi di un cucchiaio, tirare fuori la crema di cocco solido. Scartare l'acqua (o conservarla per un uso successivo). Se trovate una crema di cocco in lattina da140 grammi, vi fornirà tutta la crema necessaria per questa ricetta.

BISCOTTI DI PAN DI ZENZERO

PER 24 BISCOTTI

TEMPO PREP: **10 minuti**
TEMPO ATTIVO: **20 minuti**

TEMPO ATTIVO: **45 minuti**

INGREDIENTI:

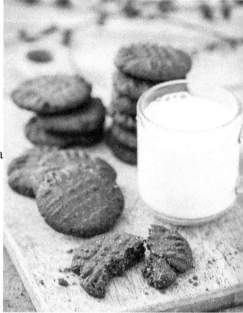

- 2 cucchiaini di farina di lino
- 1 cucchiaio di acqua calda
- ¾tazza da tè di farina d'avena (certificata senza glutine)
- ½tazza da tè di farina di riso integrale
- ¼tazza da tè di farina di mandorle
- 1 cucchiaio di polvere di radice di freccia
- 1 cucchiaino di bicarbonato di sodio
- 1 cucchiaino di zenzero macinato
- ½ cucchiaino di cannella macinata
- ½ cucchiaino di sale
- ¼ di cucchiaino di noce moscata macinata
- ¼ di cucchiaino di gomma di xantano
- ⅓tazza da tè di olio di cocco, fuso
- ¼tazza da tè di melassa nera (o melassa normale)
- ¼tazza da tè di zucchero di cocco (o zucchero di canna)
- 1 cucchiaino di zenzero fresco grattugiato
- ½ cucchiaino di estratto di vaniglia

zucchero alla cannella

- 3 cucchiai di zucchero di cocco
- 1 cucchiaio di cannella macinata

DIREZIONI:

1. Mescolare la farina di lino con l'acqua in una ciotola di media grandezza. Mettere da parte e lasciar riposare per circa 5 minuti.

2. Unire la farina d'avena, la farina di riso, la farina di mandorle, la radice di freccia, il bicarbonato di sodio, lo zenzero macinato, la cannella, il sale, la noce moscata e la gomma di xantano in una ciotola grande e frullare fino ad ottenere un composto.

3. Aggiungere al composto di lino l'olio di cocco, la melassa, lo zucchero, lo zenzero grattugiato e la vaniglia. Mescolare fino ad ottenere un composto. Aggiungere gli ingredienti umidi agli ingredienti secchi e mescolare fino ad ottenere un composto. Raffreddare l'impasto in frigorifero per almeno 30 minuti.

4. Una volta pronti per la cottura, preriscaldare il forno a 170°C. Rivestite due teglie da forno con carta pergamena o tovagliette in silicone. Togliere l'impasto dal frigorifero.

5. **Per fare lo zucchero alla cannella** : Mescolare lo zucchero e la cannella in una ciotola poco profonda.

6. Prendete un cucchiaio di pasta e arrotolatelo in una palla. Arrotolare la palla nella miscela cannella-zucchero, quindi posizionarla sulla teglia da forno preparata. Ripetere l'operazione con la pasta rimanente, distanziando le palline di circa 5 cm l'una dall'altra. Con una forchetta appiattire delicatamente ogni biscotto e fare un disegno incrociato sulla parte superiore. Cuocere in forno per 10-12 minuti, fino a quando i biscotti non saranno distesi e compatti attorno ai bordi. Lasciate raffreddare i biscotti sulla teglia per un paio di minuti prima di trasferirli su una griglia di raffreddamento. Raffreddare completamente prima di servire. Conservare in un contenitore ermetico a temperatura ambiente per 4 giorni.

VARIAZIONE Per fare questi biscotti con il glutine, sostituire le farine di avena, riso integrale e mandorle con 1½ tazze da tè di farina integrale non sbiancata ed escludere la polvere di radice di freccia e la gomma di xantano.

I PREFERITI DELLA FAMIGLIA VEGANIZZATA

CLASSICHE RICETTE DI FAMIGLIA (VEGANIZZATE) CHE ANCHE LA NONNA APPROVERÀ!

TEMPEH SALSICCIA MINESTRONE

DA 8 A 10 PORZIONI

TEMPO PREP: **35 minuti**
TEMPO ATTIVO: **25 minuti** (escluso il tempo per fare Quick Sausage Crumbles)
TEMPO INATTIVO: **20 minuti**

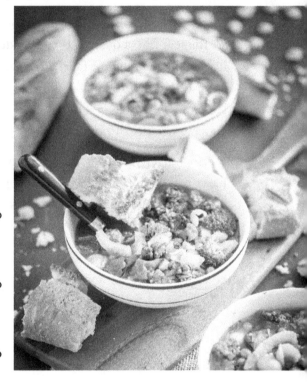

INGREDIENTI:

- 1 cucchiaio di olio d'oliva
- ½ cipolla rossa, tagliata a dadini
- 2 carote medie, pelate e affettate
- 2 gambi di sedano a fette
- ½ finocchio, tagliato a dadini
- 2 tazze da tè di funghi cremini a fette (o funghi bottone)
- 2 tazze da tè di fiori di broccoli
- 2 piccole zucche gialle, dimezzate nel senso della lunghezza e tagliate a fette
- Un pomodoro tagliato a cubetti
- 5 tazze da tè di brodo vegetale a basso contenuto di sodio
- 5tazze da tè d'acqua
- 3 cucchiai di aminoacidi liquidi (o tamari senza glutine; usare aminoacidi di cocco per averli senza soia)
- 2 cucchiaini di basilico essiccato
- 2 cucchiaini di timo essiccato
- 2 cucchiaini di origano essiccato
- ½ cucchiaino di paprika
- ¼ di cucchiaino di pepe di cayenna
- 2 bicchieri di pasta (senza glutine se necessario)
- 1½ tazze da tè di fagioli nordici cotti (o una lattina da 425 grammi, sciacquata e sgocciolata)
- 1tazza da tè di piselli verdi surgelati

- 2 tazze da tè di cavolo tritato (o bietola)
- Sale e pepe nero a piacere

Salsiccia sbriciolata

DIREZIONI:

1. Riscaldare l'olio d'oliva nella pentola più grande. Aggiungete la cipolla e fate soffriggere fino a quando la cipolla diventa traslucida. Aggiungere la carota, il sedano, il finocchio e i funghi e far soffriggere per 2 o 3 minuti. Aggiungere i broccoli, la zucca, i pomodori e il loro liquido, il brodo, l'acqua, gli amminoacidi liquidi, il basilico, il timo, l'origano, la paprika e il pepe di cayenna e portare ad ebollizione. Ridurre a bollore e cuocere per circa 10 minuti.

2. Aggiungere la pasta, i fagioli e i piselli e far cuocere a fuoco lento fino a quando la pasta è al dente, circa 10 minuti. Aggiungere la salsiccia sbriciolata, il cavolo riccio, il sale e il pepe. Togliere dal fuoco e servire immediatamente. Gli avanzi si conservano in un contenitore ermetico in frigorifero per 5-6 giorni o congelati fino a 2 mesi.

ARROSTO IN PENTOLA

DA 4 A 6 PORZIONI

TEMPO PREP: **20 minuti**
TEMPO ATTIVO: **35 minuti**

TEMPO INATTIVO: **20 minuti**

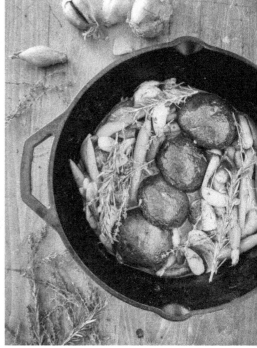

INGREDIENTI:

- 4 grandi funghi portobello
- 1 cucchiaio di olio d'oliva
- 1 cipolla rossa piccola, tagliata
- 6 scalogni, tagliati e dimezzati nel senso della lunghezza
- 2 cucchiai di farina di riso integrale (o altra farina)
- ¼ tazza da tè di vino rosso vegano
- 2 cucchiai di aminoacidi liquidi (o tamari senza glutine; usare aminoacidi di cocco per averli senza soia)
- 1 cucchiaio di salsa vegana Worcestershire (senza glutine e/o senza soia se necessario)
- 1 cucchiaino di prezzemolo secco
- 1 cucchiaino di sale
- 1 cucchiaino di pepe nero
- ½ cucchiaino di paprika
- 3 tazze da tè di brodo vegan a basso contenuto di sodio "senza carne di manzo" aromatizzato (o brodo vegetale normale)
- 1 cucchiaio di lievito nutrizionale
- 453 grammi di carote piccole, pelate (o baby carote)
- 453 grammi di patate, dimezzate nel senso della lunghezza
- 227 grammi di cavoletti di Bruxelles, dimezzati
- 4 rametti di timo
- 2 rametti di rosmarino

DIREZIONI:

1. Togliete i gambi dai funghi e tagliateli a pezzettini. Mettere da parte i gambi e i cappelli separatamente.

2. Preriscaldare il forno a 200°C . Riscaldare l'olio in una grande pentola da forno o in un forno olandese a calore medio. Aggiungere la cipolla e lo scalogno e far soffriggere per circa 5 minuti, finché non si ammorbidiscono. Aggiungere la farina e cuocere, mescolando, fino a quando la farina non è piu visibile, 1 o 2 minuti. Aggiungere il vino, gli amminoacidi liquidi, la salsa Worcestershire, il prezzemolo, il sale, il pepe e la paprica e far cuocere, mescolando, per 2 o 3 minuti, finché il composto non si sarà addensato. Aggiungere il brodo e mescolare il lievito nutrizionale. Aggiungere i gambi di funghi tritati, le carote, le patate e i cavoletti di Bruxelles e portare ad ebollizione. Ridurre a fuoco lento e far cuocere per circa 5 minuti.

3. Togliere dal fuoco. Disporre i cappelli dei funghi portobello al centro della padella, con le verdure, e versare la salsa a cucchiaio sopra le cime fino a quando non sono ben coperti. Aggiungere il timo e i rametti di rosmarino. Coprire la pentola e metterla in forno. Arrostire per 15 minuti, poi togliere il coperchio e arrostire per altri 5 minuti. I funghi e le verdure devono essere molto teneri. Togliere dal forno.

4. Potete servire direttamente dalla pentola, oppure disporre i Cappelli dei funghi portobello al centro di un piatto circondato dalle verdure e guarnito con le erbe aromatiche, e mettere il sugo al cucchiaio sopra. Gli avanzi si conservano in un contenitore ermetico in frigorifero per 2 o 3 giorni.

STUFATO DI PATATE DOLCI IN CASSERUOLA

PER 8 PORZIONI

TEMPO PREP: **20 minuti**
TEMPO ATTIVO: **25 minuti**
TEMPO INATTIVO: **20 minuti**

INGREDIENTI:

casseruola

- 1 Kilo e 800 grammi di patate dolci o ignami, sbucciate e tritate grossolanamente
- Spray da cucina vegano (senza soia se necessario)
- ⅓ **tazza da tè** di latte non caseario non zuccherato (senza soia se necessario)
- ⅓ **tazza da tè** sciroppo d'acero
- ¼ tazza da tè di zucchero di cocco (o zucchero di canna)
- 3 cucchiai di burro vegano (senza soia se necessario; o olio di cocco), fuso
- 2 cucchiai di succo di limone
- 1 cucchiaio di lievito nutrizionale, opzionale
- 1 cucchiaino di cannella macinata
- ½ cucchiaino di zenzero macinato
- ½ cucchiaino di sale
- ¼ di cucchiaino di noce moscata macinata

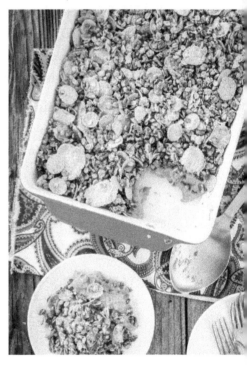

condimento

- 1½ tazze da tè e mezza di noci pecan tritate
- 1tazza da tè di avena arrotolata (certificata senza glutine se necessario)
- 1tazza da tè di cornflakes vegani (certificati senza glutine se necessario)
- ⅓ **tazza da tè** di farina d'avena (certificata senza glutine se necessario)
- ¼ tazza da tè di zucchero di cocco (o zucchero di canna)
- 1 cucchiaino di cannella macinata
- ¼ di cucchiaino di sale

- 4 cucchiai di burro vegano (senza soia se necessario; o olio di cocco), fuso
- 1 cucchiaio di sciroppo d'acero

DIREZIONI:

1. **Per fare la casseruola** : Mettere le patate dolci in una pentola grande e coprire con acqua. Portare ad ebollizione e cuocere per 8-10 minuti, fino a quando saranno tenere. Togliere dal fuoco e scolare. Mettere da parte.

2. Preriscaldare il forno a 170°C. Spruzzare leggermente una teglia da 23 × 33 centimetri con lo spray da cucina.

3. Trasferire le patate dolci in una grande ciotola. Aggiungere il latte, lo sciroppo d'acero, lo zucchero, il burro, il succo di limone, il lievito alimentare (se usato), la cannella, lo zenzero, il sale e la noce moscata. Utilizzare un passaverdure per schiacciare e unire il composto fino ad ottenere un composto per lo più liscio. Trasferire nella teglia da forno preparata.

4. **Per fare il condimento** : Mescolare insieme le noci pecan, l'avena, i cornflakes, la farina d'avena, lo zucchero, la cannella e il sale. Versare il burro fuso e lo sciroppo d'acero e mescolare fino ad ottenere un composto. Distribuire il condimento sulla casseruola.

5. Cuocere in forno per 20 minuti, o fino a quando il condimento è croccante e la casseruola viene riscaldata. Servire immediatamente. Gli avanzi si conservano in un contenitore ermetico in frigorifero per 3 o 4 giorni.

VARIAZIONE Per un sapore più ricco, invece di bollire le patate dolci, arrostirle intere per 1 ora a 200°C. Lasciatele raffreddare, poi togliete la polpa dalle bucce.

PADELLA DI PANE DI MAIS

PER 8 PORZIONI

TEMPO PREP: **5 minuti**
TEMPO ATTIVO: **15 minuti**
TEMPO INATTIVO: **35 minuti**

INGREDIENTI:

- Olio d'oliva spray (o spray da cucina vegano, se necessario senza soia)
- 1 tazza da tè di latte di mandorla non zuccherato
- 1 cucchiaino di aceto di sidro di mele
- ¼ tazza da tè + 2 cucchiai di acqua calda
- 2 cucchiai di farina di lino
- 1½ tazze da tè di farina di mais fine (certificata senza glutine se necessario)
- 1 tazza da tè di farina d'avena (certificata senza glutine se necessario)
- ¼ tazza da tè di farina di mandorle
- 1 cucchiaio di lievito in polvere
- ½ cucchiaino di sale
- ½ cucchiaino di cumino macinato
- ¼ di cucchiaino di paprika affumicata
- ¼ tazza da tè da tè di olio di girasole (o olio di semi d'uva)
- ¼ tazza da tè di sciroppo d'acero

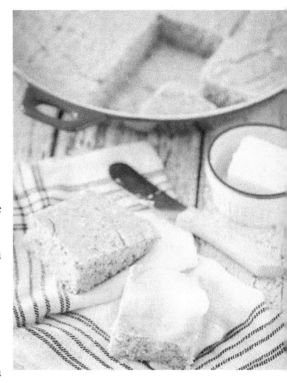

DIREZIONI:

1. Preriscaldare il forno a 200°C . Spruzzare una padella di ghisa da 25 centimetri con olio d'oliva.

2. In un misurino da 2 tazze o in una ciotola media, unire il latte con l'aceto. In una tazza da tè o ciotola piccola, mescolare insieme l'acqua e la farina di lino. Lasciate

riposare entrambi mentre preparate il resto degli ingredienti, o per 3 o 4 minuti

3. In una ciotola capiente, frullate insieme la farina di mais, la farina d'avena, la farina di mandorle, il lievito, il sale, il cumino e la paprika.

4. Una volta che la miscela di farina di lino si è addensata, aggiungerla al latte. Aggiungere l'olio di girasole e lo sciroppo d'acero. Mescolare fino a quando non è completamente combinato.

5. Aggiungere gli ingredienti umidi agli ingredienti secchi e mescolare fino a quando non sono appena combinati. Versare nella padella preparata.

6. Infornare per 20-25 minuti, fino a quando uno stuzzicadenti inserito nel centro non esce pulito. Lasciare riposare per 5-10 minuti prima di servire. Gli avanzi si conservano in un contenitore ermetico in frigorifero per 2 o 3 giorni.

IL FAMOSO PANE ALLE NOCI DELLA NONNA

PANE DA 12 FETTE

TEMPO PREP: **15 minuti**
TEMPO ATTIVO: **15 minuti**
TEMPO INATTIVO: **75 minuti**

INGREDIENTI:

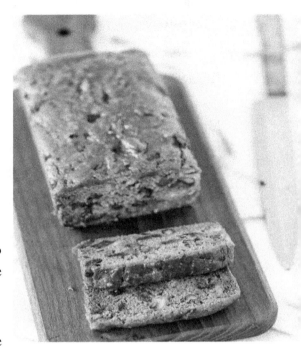

- 1 tazza da tè di datteri snocciolati e tritati
- ¾ tazza da tè di noci tritate
- 1½ cucchiaino di bicarbonato di sodio
- ½ cucchiaino di sale
- ⅛ cucchiaino di gomma di xantano (escludere se si utilizza farina multiuso o se la vostra miscela senza glutine la include)
- ¾ tazza da tè di acqua bollente
- 3 cucchiai di burro vegano (senza soia se necessario)
- Spray da cucina vegano (senza soia se necessario)
- ½ tazza da tè di salsa di mele non zuccherata
- 1 cucchiaio di aceto di sidro di mele
- 1 cucchiaino di estratto di vaniglia
- 1½ tazze da tè di farina integrale non candida (o miscela di farina senza glutine, se necessario senza soia)
- 1 tazza da tè di zucchero di cocco (o zucchero di canna)

DIREZIONI:

1. Unire i datteri, le noci, il bicarbonato di sodio, il sale e la gomma xantano (se usata) in una ciotola media. Versare l'acqua bollente e mescolare il burro. Lasciare riposare il composto per 20 minuti.

2. Preriscaldare il forno a 170°C. Spruzzare una padella da 22 × 12 centimetri con lo spray da cucina.

3. In una grande ciotola, mescolate insieme la salsa di mele, l'aceto e la vaniglia. Mescolate gradualmente la farina e lo zucchero. Sarà grumoso, e va bene così; incorporare il tutto il più accuratamente possibile. Aggiungere il composto di datteri e mescolare fino ad ottenere un composto omogeneo. Versare nella padella preparata.

4. Cuocere in forno per 50-55 minuti, fino a quando uno stuzzicadenti inserito nel centro esce pulito. Lasciare raffreddare in padella per 15 minuti prima di trasferirlo in un contenitore di raffreddamento. Raffreddare per almeno 4 ore prima di affettare. Gli avanzi possono essere conservati in un contenitore ermetico a temperatura ambiente per 3 o 4 giorni.

TORTA AL BURRO DI ARACHIDI

DA 8 PORZIONI

TEMPO PREP: **10 minuti** (escluso il tempo di raffreddamento della crema di cocco)

TEMPO ATTIVO: **25 minuti**

TEMPO INATTIVO: **2 ore + 10 minuti**

INGREDIENTI:

- Spray da cucina vegano (senza soia se necessario)

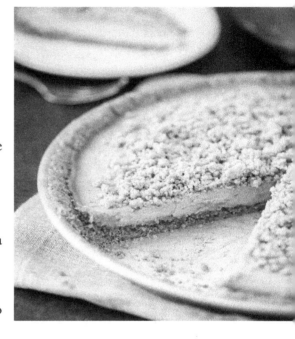

Crosticina

- 1 tazza da tè di farina d'avena (certificata senza glutine se necessario)
- ½ tazza da tè di farina di mandorle
- ¼ tazza da tè di zucchero di cocco (o zucchero di canna)
- 1 cucchiaio di polvere di radice di freccia
- 1 cucchiaino di cannella macinata
- ½ cucchiaino di vaniglia in polvere, opzionale
- ½ cucchiaino di bicarbonato di sodio
- ½ cucchiaino di sale
- 6 cucchiai di burro vegano molto freddo (senza soia se necessario)
- 1 cucchiaino di aceto di sidro di mele

riempimento

- 1 tazza da tè di burro di arachidi naturale non salato, non zuccherato, liscio
- Un blocco da 340 grammi confezionato sottovuoto di tofu di seta extra soda, confezionato sottovuoto
- 5 cucchiai di crema di cocco in scatola raffreddata e indurita (vedi Suggerimento)
- ½ tazza da tè di zucchero di cocco (o zucchero di canna)

- 2 cucchiai di polvere di tapioca
- 1 cucchiaino di estratto di vaniglia
- ½ cucchiaino di sale

croccante al burro di arachidi

- ¼ tazza da tè di burro di arachidi naturale non salato, non zuccherato, liscio
- ¼ tazza da tè di farina d'avena (certificata senza glutine se necessario)
- ¼ tazza da tè di zucchero a velo (o xilitolo)

DIREZIONI:

1. Preriscaldare il forno a 190°C. Spruzzare leggermente una teglia da 23 cm. con lo spray da cucina.

2. **Per fare la crosta** : In una ciotola capiente, sbattere insieme la farina d'avena, la farina di mandorle, lo zucchero, la radice di freccia, la cannella, la vaniglia in polvere (se usata), il bicarbonato di sodio e il sale. Tagliare il burro e l'aceto fino a quando non avrà la consistenza della sabbia bagnata e nessun pezzo sarà più grande dell'unghia del mignolo.

3. Versare il composto nella tortiera e con le mani distribuire e stendere la crosta in modo uniforme lungo il fondo e sui lati. Cuocere in forno per 10 minuti. Togliere dal forno e lasciare raffreddare completamente prima di aggiungere il ripieno.

4. **Per fare il ripieno** : In un robot da cucina, unire il burro di arachidi, il tofu, la crema di cocco, lo zucchero, la tapioca in polvere, la vaniglia e il sale. Lavorare fino ad ottenere un composto omogeneo. Versare nella crosta preparata. Mettere in frigorifero fino a quando non è pronta per l'uso.

5. **Per far sbriciolare** : In una piccola ciotola, unire gli ingredienti e mescolare con una forchetta fino a farli sbriciolare. Cospargere i crumble sulla parte superiore della torta. Raffreddare per almeno 2 ore, o fino a quando non sono pronti per essere serviti. Gli avanzi si conservano in un contenitore ermetico in frigorifero per 1 o 2 giorni.

SUGGERIMENTO ▶ Mettere in frigorifero una lattina di crema di cocco o di latte di cocco intero per una notte. La crema si indurisce e si separa dall'acqua. Utilizzare un apriscatole per aprire la lattina e sollevare il coperchio. Con attenzione tirare fuori la crema di cocco solido con un cucchiaio. Scartare l'acqua (o conservarla per un uso successivo.

VEGAN ROMANTICO
ROMANTICI PASTI VEGANI CHE CREERANNO DAVVERO L'ATMOSFERA

FONDUTA DI FORMAGGIO DI PATATE

DA 6 A 8 PERSONE

TEMPO PREP: **20 minuti**
TEMPO ATTIVO: **35 minuti**
TEMPO INATTIVO: **60 minuti**

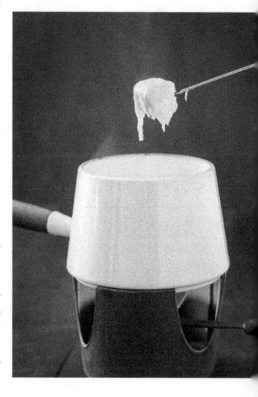

INGREDIENTI:

- 227 grammi di patate fingerling (o piccolo papate gialle
- 1½ tazze da tè di anacardi crudi, immersi in acqua calda per almeno 1 ora e sgocciolati, riservare l'acqua
- ¾ tazza da tè di accqua riservata degli anacardi
- 3 cucchiai di lievito nutrizionale
- 2 cucchiai di crauti
- 2 cucchiai di olio di cocco raffinato
- ½ cucchiaino di cipolla in polvere
- ½ cucchiaino d'aglio in polvere
- 1 tazza da tè di vino bianco secco vegano
- ¼ tazza da tè d'acqua
- 3 cucchiai di polvere di tapioca
- Sale, opzionale
- Pane vegano a cubetti (senza glutine se necessario)
- Pomodori ciliegia
- verdure arrostite o cotte al vapore, come carote, funghi, asparagi, broccoli, cavolfiori, o anche patate o patate dolci
- Frutta fresca, come le fette di mela o di pera o l'uva

DIREZIONI:

1. Mettere le patate fingerling in una pentola media e coprire con acqua. Far bollire fino ad ebollizione, 7-8 minuti. Togliere dal fuoco e scolare. Trasferire le patate in un frullatore insieme agli anacardi, acqua di ammollo riservata, lievito nutrizionale, crauti, olio di cocco, cipolla in polvere e aglio in polvere. Frullare fino a quando non sono lisce, poi trasferire nella pentola media. Cuocere a fuoco medio, mescolando di tanto in tanto, fino a quando non sarà riscaldata, per circa 5 minuti. Ridurre il calore a medio-basso. Aggiungere il vino e far cuocere per altri 5 minuti.

2. In unatazza da tè o in una piccola ciotola, frullate insieme l'acqua e la polvere di tapioca. Aggiungete alla pentola e cuocete, mescolando continuamente, fino a quando la fonduta non sarà densa e lucida. Aggiungere sale, se lo si desidera. Togliere dal fuoco e trasferire a una doppia caldaia o a una pentola per fonduta sopra una candela leggera. Servire immediatamente con i mestoli di vostra scelta. Gli avanzi possono essere refrigerati in un contenitore a tenuta d'aria per 1 o 2 giorni.

INSALATA DI AVOCADO, MELOGRANO E PINOLI

DA 2 A 4 PORZIONI

TEMPO PREP: **15 minuti**
TEMPO ATTIVO: **5 minuti**

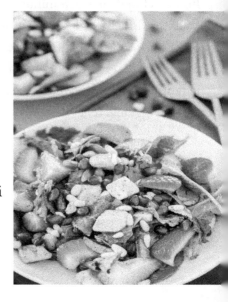

INGREDIENTI:

vinaigrette agli agrumi e peperoncino

- ¼ tazza da tè di succo d'arancia
- 2 cucchiai di aceto di Champagne (o aceto di vino bianco)
- 1 cucchiaio di sciroppo d'acero
- 2 cucchiaini di olio d'oliva
- ½ cucchiaino di peperoncino in polvere

insalata

- 3 tazze da tè di verdure miste per bambini
- 1 avocado, snocciolato, pelato e tritato
- 1 tazza da tè di fragole a cubetti
- ½ tazza da tè di semi di melograno
- ¼ tazza da tè di pinoli tostati

DIREZIONI:

1. In unatazza da tè o in una piccola ciotola, mescolate insieme gli ingredienti della vinaigrette.

2. In una grande ciotola, mescolate insieme le verdure, l'avocado, le fragole, i semi di melograno e i pinoli. Aggiungere il condimento e mescolare fino a ricoprire uniformemente. Dividere tra due ciotole e servire immediatamente.

VARIAZIONE

Per ravvivare un po' l'insalata o trasformarla in un piatto principale, aggiungere qualche cecio cotto, , o Tofu arrostito al peperoncino. Una spolverata di Pepita Parmigiano Reggiano non ha mai fatto male a nessuno.

SUSHI

DA 2 A 4 PORZIONI

TEMPO PREP: **45 minuti** (escluso il tempo di cottura del riso e di preparazione
del Tofu alla citronella o del tofu tostato al
peperoncino)
TEMPO ATTIVO: **15 minuti**

INGREDIENTI:

sushi bowl

- 1 grande o 2 piccoli ravanellii anguria,
  tagliati a fette sottili (vedi Suggerimento)
- Sale a piacere
- 3 tazze da tè di riso sushi bianco cotto (o
  riso nero a grana corta)

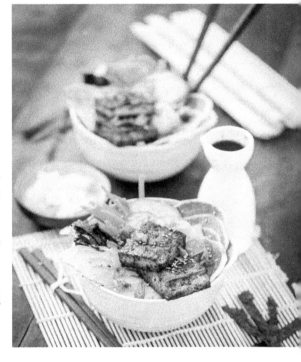

Tofu alla citronella o tofu tostato al
peperoncino

- 3 carote piccole, pelate e julienne
- 1 cetriolo o ½ cetriolo inglese, a fette sottili
- 1 avocado, snocciolato, pelato e tagliato a fette sottili
- 1 o 2 fogli nori
- ¼ tazza da tè di cipolle verdi a fette (parti verdi e bianche)
- Zenzero marinato
- Semi di sesamo nero e/o bianco

medicazione

- 3 cucchiai di tamari senza glutine
- 2 cucchiai di aceto di riso integrale
- 1 cucchiaio di mirin

DIREZIONI:

1. Dieci minuti prima di servire, stendere le fette di ravanello su alcuni tovaglioli di carta. Cospargerle di sale e lasciarle scolare fino al momento di servirle.

2. Dividere il riso in due ciotole. In cima, con pezzi di tofu, carote, cetrioli, ravanelli e avocado.

3. Tagliare il foglio nori a metà nel senso della lunghezza. Tagliare ogni metà in larghezza in strisce sottili. Coprite ogni ciotola con le strisce di nori, cipolle verdi, un po' di zenzero sottaceto e semi di sesamo.

4. Unire il tamari, l'aceto e il mirin in una piccolatazza da tè o ciotola. Far piovigginare su ogni ciotola. Servire immediatamente. Gli avanzi si conservano in un contenitore ermetico in frigorifero per 2 o 3 giorni.

SUGGERIMENTO

Se non si trovano i ravanelli anguria, si possono usare 5 o 6 ravanelli normali, tagliati molto sottili.

LINGUINE DI POMODORO ESSICCATE AL SOLE

4 (6 tazze da tè/1,4 L DI SALSA)

TEMPO PREP: **15 minuti** (escluso il tempo
di preparazione di Pepita Parmigiano
Reggiano)
TEMPO ATTIVO: **30 minuti**
TEMPO INATTIVO: **10 minuti**

INGREDIENTI:

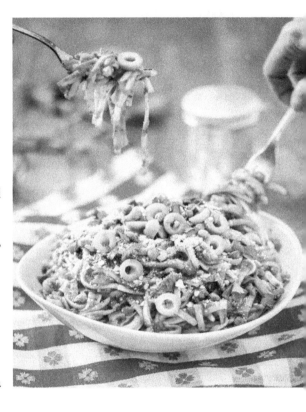

salsa marinara al pomodoro essiccato al
sole

- 114 grammi di pomodori essiccati al sole,
  tagliati a pezzetti
- 2 tazze da tè di acqua calda
- 1 cucchiaino di olio d'oliva
- ½ cipolla gialla media, tagliata a dadini
- 2 spicchi d'aglio pelati
- 2 tazze da tè dimezzate di pomodori ciliegia
- ½ tazza da tè di basilico fresco tritato
- Una lattina da 425 grammi di salsa di pomodoro senza sale
- Una lattina da 170 grammi di concentrato di pomodoro senza sale
- 2 cucchiaini di sciroppo d'acero
- Pepe nero a piacere
- 453 grammi di linguine (senza glutine se necessario)
- Pepita Parmigiano Reggiano, opzionale
- ½ tazza da tè di olive verdi denocciolate a fette
- 2 cucchiai di capperi, sciacquati e scolati
- Prezzemolo fresco tritato o basilico, opzionale

DIREZIONI:

1. Mettere i pomodori secchi in una ciotola e coprire con l'acqua. Lasciateli a bagno per 10 minuti, o fino a quando non si reidratano e diventano teneri. Scolare e riservare l'acqua di ammollo.

2. Riscaldare l'olio d'oliva in una pentola grande a fuoco medio. Aggiungere la cipolla e l'aglio e far soffriggere fino a quando la cipolla è traslucida. Aggiungere i pomodori secchi e i pomodorini e far cuocere, mescolando di tanto in tanto, per circa 8 minuti, fino a quando saranno teneri. Mescolare il basilico, la salsa di pomodoro, il concentrato di pomodoro, 1½ bicchiere di acqua di ammollo riservata e lo sciroppo d'acero. Mescolare fino ad ottenere un composto.

3. Frullare con un frullatore ad immersione il compost e cuocere a fuoco lento per altri 10 minuti, mescolando di tanto in tanto. Se la salsa spruzza troppo, ridurre il calore a medio-basso. Aggiungere il pepe.

4. Mentre la salsa è in cottura, portare ad ebollizione una pentola grande di acqua. Aggiungere le linguine e cuocere secondo le istruzioni della confezione fino al dente. Scolate.

5. Aggiungere il sugo su tutta la pasta e guarnire con una spolverata di Pepita Parmigiano Reggiano (se usato), olive, capperi e prezzemolo (se usato). Servire immediatamente. Gli avanzi si conservano in un contenitore ermetico in frigorifero per 3 o 4 giorni.

CAPESANTE CON SALSA CREMOSA AL GUANCIALE DI FUNGHI

2 PORZIONI

TEMPO PREP: **10 minuti**
TEMPO ATTIVO: **30 minuti**

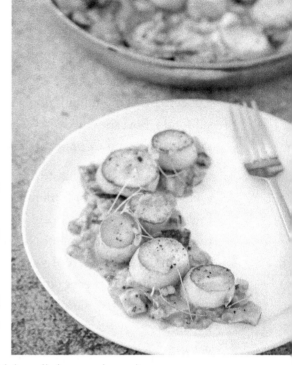

INGREDIENTI:

- 4 grandi funghi trombetta a gambo grosso (vedi Suggerimento)
- 2 cucchiai di burro vegano (senza soia se necessario)
- Sale e pepe nero a piacere
- 1 porro grande, tagliato a fette sottili (parti bianche e verde chiaro) e risciacquato a fondo
- 1 spicchio d'aglio tritato
- 1 cucchiaio di foglie di timo fresco (o 1 cucchiaino di timo essiccato)
- 1 cucchiaio di farina di riso integrale (o altra farina senza glutine)
- ½ tazza da tè di vino bianco vegano
- ½ tazza da tè di latte vegetale non zuccherato (senza noci e/o senza soia, se necessario)
- Sale e pepe nero a piacere

DIREZIONI:

1. Sciacquare i funghi e tamponarli. Tagliate i cappelli dei funghi, poi tagliateli a dadini e metteteli da parte. Tagliate i gambi in "capesante" da ¾ a 2 centimetri.

2. Sciogliere 1 cucchiaio di burro in una padella grande a fuoco medio. Condire le capesante con sale e pepe e metterle nella padella, con il lato piatto verso il basso. Cuocere per 2 o 3 minuti, fino a quando non saranno leggermente croccanti e dorate sul fondo, poi capovolgerle. Cuocere per 2 o 3 minuti dall'altro lato, fino a quando non saranno croccanti e dorate, poi trasferirle in un piatto.

3. Sciogliere il burro rimasto in padella. Aggiungere i porri e i cappelli dei funghi tritati e far cuocere per circa 3 minuti, fino a quando i porri saranno morbidi. Aggiungere l'aglio e il timo e far cuocere per un altro minuto. Aggiungere la farina e cuocere, mescolando continuamente, fino a quando la farina non sarà completamente incorporata. Aggiungere il vino e far cuocere, mescolando di tanto in tanto, fino a quando il liquido si sarà dimezzato, circa 3 minuti. Aggiungere il latte e far cuocere, mescolando spesso, fino a quando non sarà denso e cremoso, circa 4 minuti. Salare e pepare.

4. Rimettete le capesante nella padella e metteteci sopra il sugo con il cucchiaio. Riscaldarle per un minuto o due prima di servirle. È meglio mangiarle appena preparate.

SUGGERIMENTO

I funghi trombetta si trovano nei negozi di alimenti naturali come Whole Foods e in alcuni mercati asiatici. Se volete potete scegliere altri funghi più lunghi e dal gambo più grosso che potete trovare.

MINI CROSTATE DI PRETZEL AL CIOCCOLATO SALATO E CARAMELLO

2 Crostatine

TEMPO PREP: **10 minuti**
TEMPO ATTIVO: **20 minuti**

TEMPO INATTIVO: **2 ore + 25 minuti**

INGREDIENTI:

- Spray da cucina vegano (senza soia se necessario)

crosticina di pretzel

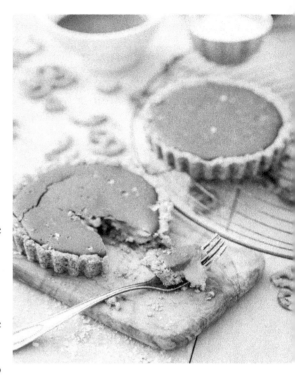

- 1tazza da tè di pretzel rotti (senza glutine, se necessario)
- 2 cucchiai di zucchero di cocco (o zucchero di canna)
- ⅓ tazza da tè di farina d'avena (certificata senza glutine se necessario)
- 3½ cucchiai e mezzo di burro vegano (senza soia se necessario)

strato di caramello

- ⅓ tazza da tè di datteri Medjool snocciolati e tritati
- ⅓ tazza da tè di latte di cocco intero grasso
- 1 cucchiaio di sciroppo d'acero
- ½ cucchiaino di estratto di vaniglia
- ¼ di cucchiaino di sale

ganache al cioccolato

- 2 cucchiai di scaglie di cioccolato fondente vegan (o cioccolato vegan a pezzetti)
- ¼ tazza da tè di latte di cocco intero
- 1 cucchiaino di olio di cocco fuso
- Sale marino in scaglie, opzionale

DIREZIONI:

1. Preriscaldare il forno a 170°C. Spruzzare leggermente due teglie per crostate da 12 centimetri con lo spray da cucina.

2. **Per fare la crosta** : Unire i pretzel, lo zucchero e la farina d'avena in un robot da cucina e trasformarli in una farina grossolana. Trasferire in una ciotola capiente e tagliare il burro fino a ottenere un impasto friabile che tenga insieme quando viene strizzato.

3. Dividere l'impasto tra le due teglie per crostate e premere sul fondo e sui lati. Cuocere in forno per circa 12 minuti, fino a quando il colore diventa marrone dorato scuro. Raffreddare completamente nelle teglie su una griglia di raffreddamento.

4. **Per fare il caramello** : Unire gli ingredienti in un robot da cucina. Lavorare fino a lisciatura. Dividere la miscela tra le due croste e mettere in frigorifero per 30 minuti.

5. **Per fare la ganache** : Mettere il cioccolato in una ciotola a prova di calore. Portate il latte di cocco ad ebollizione a fuoco medio, quindi togliete immediatamente dal fuoco e versate sopra il cioccolato. Lasciarlo riposare per qualche minuto prima di mescolare delicatamente fino a quando non sarà liscio. Mescolare l'olio di cocco. Versare la ganache sulle crostate e distribuirla uniformemente. Cospargere le cime con sale marino in scaglie, se lo si desidera.

6. Mettere in frigorifero le crostate fino a quando il cioccolato non sarà sodo, almeno 1 o 2 ore. Conservare al fresco fino a quando non sono pronte per essere servite. Gli avanzi si conservano in contenitori ermetici in frigorifero per 2 o 3 giorni.

IDEE REGALO VEGANE FATTE IN CASA

REGALI COMMESTIBILI FATTI IN CASA PER MOSTRARE ALLA TUA FAMIGLIA IL TUO APPREZZAMENTO

IN QUESTO CAPITOLO TROVERAI:

BISCOTTINI

9 BISCOTTI

TEMPO PREP: **5 minuti**
TEMPO ATTIVO: **15 minuti**
TEMPO INATTIVO: **30 minuti**

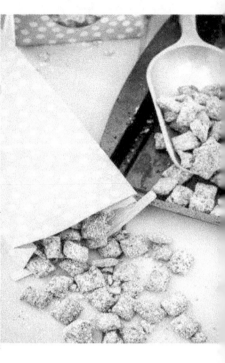

INGREDIENTI:

- 8 tazze da tè di cialde quadrate vegan a forma di cialda
- 1 tazza da tè di scaglie di cioccolato vegan (o pezzi)
- ½ tazza da tè non salata, non zuccherata, burro di arachidi naturale liscio e non salato
- 2 cucchiai di burro vegano (senza soia se necessario)
- 1 cucchiaino di estratto di vaniglia
- ¼ di cucchiaino di sale
- 1 tazza da tè di zucchero a velo (o xilitolo)

DIREZIONI:

1. Versare i cereali in una ciotola molto grande. Mettere da parte.

2. Sciogliere il cioccolato a bagnomaria o in una ciotola a prova di calore sopra una pentola di acqua bollente, mescolando spesso, fino a quando non sarà liscio. Mescolare il burro di arachidi, il burro, la vaniglia e il sale. Mescolare fino a quando il tutto non si sarà sciolto completamente e liscio.

3. Versare il composto di cioccolato sui cereali. Mescolare fino ad ottenere un composto. Aggiungere lo zucchero a velo e mescolare fino ad ottenere una copertura completa.

4. Stendere la miscela su una teglia da forno per farla raffreddare completamente. 5. Dividere in sacchetti o vasetti da regalo, o mettere in un contenitore a tenuta d'aria. Potete metterlo in frigorifero o conservarlo a temperatura ambiente, dove si conserva

per 5-7 giorni.

VARIAZIONE

Per i fanatici del burro di arachidi della famiglia, provate a scambiare i cereali cialde con quelli al burro di arachidi soffiato

GRANOLA DI ANACARDI AL CARAMELLO

PER 14 PORZIONI

TEMPO PREP: **10 minuti**
TEMPO ATTIVO: **20 minuti**
TEMPO INATTIVO: **40 minuti**

INGREDIENTI:

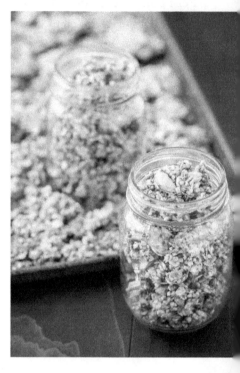

- 10 datteri Medjoul, snocciolati
- ½ tazza da tè di latte vegetale (se necessario senza soia)
- 2 cucchiai di sciroppo d'acero
- 2 cucchiai di olio di cocco fuso
- 2 cucchiaini di estratto di vaniglia
- ½ cucchiaino di sale
- 2½ tazze da tè di avena arrotolata (certificata senza glutine se necessario)
- 2½ tazze da tè di riso soffiato (o miglio soffiato)
- 1 tazza da tè di grano saraceno (kasha)
- 1½ tazze da tè di anacardi tagliati (crudi o tostati)
- ½ tazza da tè di semi di canapa
- 2 cucchiai di farina di lino
- 2 cucchiaini di cannella macinata
- 3 cucchiai di zucchero di cocco (o zucchero di canna)

DIREZIONI:

1. Posizionare due rastrelliere nel forno vicino al centro. Preriscaldare il forno a 135°C. Rivestire due teglie da forno con carta pergamena o stuoie in silicone.

2. Unire i datteri, il latte, lo sciroppo d'acero, l'olio di cocco, la vaniglia e il sale in un robot da cucina o in un frullatore ad alta velocità e lavorarli fino a quando non sono lisci,. Mettere da parte.

3. In una grande ciotola, mescolate insieme l'avena, il riso soffiato, il grano saraceno, gli anacardi, i semi di canapa, la farina di lino e la cannella. Aggiungere il composto di datteri e mescolare fino ad ottenere un composto omogeneo. Cospargere lo zucchero sulla granola e mescolare delicatamente.

4. Stendere la granola sulle due teglie da forno e cuocere per 20 minuti. Cambiare le teglie, mettendo la teglia inferiore sulla rastrelliera superiore e quella superiore sulla rastrelliera inferiore, e cuocere per altri 20 minuti, fino a quando saranno croccanti e dorati. Lasciar raffreddare completamente prima di sbriciolarli e trasferirli in vasetti o in un contenitore a tenuta d'aria. Il granola si conserva a temperatura ambiente per circa 2 settimane.

VARIAZIONE

Per un granola più dolce, aumentare lo zucchero fino a una tazza da tè ⅓.

ZUPPA DI RISO SELVATICO, FUNGHI E LENTICCHIE IN VASETTO

DUE VASETTI DA 1 LITRO

TEMPO PREP: **5 minuti**
TEMPO ATTIVO: **10 minuti**

INGREDIENTI:

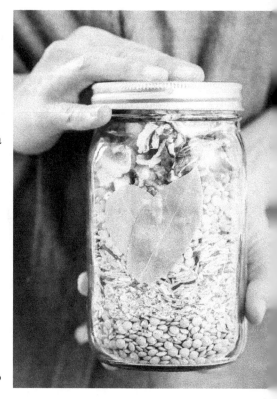

- ½ tazza da tè di fiocchi di cipolla essiccati
- ¼ tazza da tè di lievito nutrizionale
- 1 cucchiaio di timo essiccato
- 1 cucchiaio di prezzemolo essiccato
- 1 cucchiaio di rosmarino essiccato
- 2 cucchiaini di aglio in polvere
- 1 cucchiaino di paprika
- 1 cucchiaino di sale
- ½ cucchiaino di pepe nero
- 1½ tazze da tè di lenticchie verdi o marroni
- 4 foglie di alloro
- 1½ tazze da tè di riso selvatico
- 1 tazza da tè di piselli gialli spaccati
- 2 tazze da tè di funghi shiitake secchi tritati grossolanamente (o funghi porcini, o un mix)

DIREZIONI:

1. Unire i fiocchi di cipolla, il lievito nutrizionale, il timo, il prezzemolo, il rosmarino, l'aglio in polvere, la paprika, il sale e il pepe in una tazza da tè o in una piccola ciotola e mescolare fino ad incorporare bene.

2. Versare ¾ tazza da tè di lenticchie in ogni vaso. Dividere la miscela di spezie tra i

due barattoli. Mettere due foglie di alloro in ogni vaso, premute contro il lato, con le punte inferiori fissate nelle lenticchie e nelle spezie. Tenendo le foglie in posizione, versare ¾ tazza da tè di riso in ogni vaso. Una volta che il riso ha tenuto le foglie in posizione, potete lasciarle andare.

3. Versare ½ tazza da tè di piselli spezzati in ogni vaso. In ogni barattolo aggiungete 1 tazza da tè di funghi secchi. Fissare saldamente il coperchio di ogni vaso. Attaccare al vasetto un cartoncino con le seguenti istruzioni:

- Unire il contenuto del vaso con 1 litro di brodo vegetale a basso contenuto di sodio in una pentola grande. Portare ad ebollizione, poi ridurre a bollore, coprire e cuocere per 25 minuti. Aggiungere 2 tazze da tè d'acqua, portare di nuovo ad ebollizione e ridurre a bollore. Cuocere ancora per 20 minuti senza coperchio, oppure fino a quando le lenticchie e i piselli spezzati saranno teneri. Aggiungete altre 2 tazze da tè di brodo o di acqua e fate cuocere a fuoco lento fino a quando non saranno scaldate, per circa 5 minuti. Togliere dal fuoco e aggiungere sale e pepe a piacere. Per un po di sapore in più al momento di servire, aggiungere una spremuta di succo di limone o una spolverata di prezzemolo fresco tritato. Buon appetito! (per 6 persone)

SUGGERIMENTO

Per rendere il regalo ancora più speciale, consegnatelo con un paio di grandi tazze da tè e cucchiai da minestra.

PANE DI MAIS IN BARATTOLO

DUE VASETTI DA 1 LITRO

TEMPO PREP: **5 minuti**
TEMPO ATTIVO: **5 minuti**

INGREDIENTI:

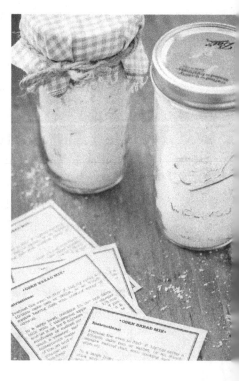

- 3 tazze da tè di farina di mais fine (certificata senza glutine se necessario)
- 3 tazze da tè di farina integrale non candida (o miscela di farina senza glutine, se necessario senza soia)
- ¼ tazza da tè di zucchero di cocco (o zucchero di canna)
- ¼ tazza da tè di farina di lino
- 2 cucchiai di lievito in polvere
- 1 cucchiaino di bicarbonato di sodio
- 1 cucchiaino di sale

DIREZIONI:

1. Sbattere tutti gli ingredienti in una grande ciotola. Dividere uniformemente tra i due barattoli. Fissare saldamente il coperchio di ogni vaso. Attaccare al vaso un cartoncino con le seguenti istruzioni:

2. Preriscaldare il forno a 170°C. Rivestire leggermente una teglia da 25 centimetri o una padella o una teglia da 8 × 20 centimetri con spray da cucina o olio d'oliva.

3. In una ciotola capiente, unire 1 ¼tazza da tè di latte vegetale con 1 cucchiaio di aceto di sidro di mele e lasciar riposare per 5 minuti. Sbattere in ⅓ tazza da tè di olio di girasole o olio di cocco fuso. Se si desidera un pane di mais più dolce e umido, aggiungere 2 cucchiai di sciroppo d'acero. Aggiungere il contenuto del barattolo e mescolare fino ad ottenere un composto omogeneo. Se volete, potete mescolare in 1 tazza da tè di chicchi di mais freschi OPPURE 1 tazza da tè di mirtilli freschi OPPURE ¼ tazza da tè di peperoncini verdi in scatola a dadini OPPURE 2 cucchiai di jalapeños a dadini.

4. Versare la pastella nella teglia preparata e cuocere per 20-25 minuti, fino a quando uno stuzzicadenti inserito nel centro ne esce pulito. Lasciare riposare per 10 minuti prima di servire. Buon appetito! (Da 8 a 10 porzioni).

CORTECCIA DI CIOCCOLATO AL PISTACCHIO DI ALBICOCCA

DA 10 A 12 PORZIONI

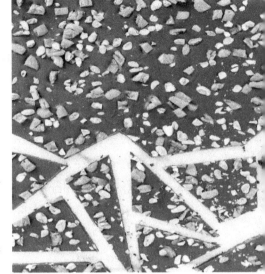

TEMPO PREP: **10 minuti**
TEMPO ATTIVO: **15 minuti**
TEMPO INATTIVO: **60 minuti**

INGREDIENTI:

- 2½ tazze da tè di cioccolato fondente vegan a pezzetti (o chips; senza soia se necessario)
- 2 cucchiaini di olio di cocco
- ⅓ tazza da tè di pistacchi tagliati grossolanamente
- ½tazza da tè di albicocche secche tritate
- Sale marino in fiocchi

DIREZIONI:

1. Rivestire una teglia da forno con carta pergamena o con un tappetino in silicone. Se possibile, utilizzare dei fermagli per legare i bordi della carta al bordo della teglia. Questo lo terrà in posizione quando si sta spalmando il cioccolato.

2. Sciogliere il cioccolato con l'olio di cocco a bagnomaria o in una ciotola a prova di calore sopra una pentola di acqua bollente, mescolando spesso, fino a lisciatura.

3. Versare il cioccolato sulla teglia preparata e spalmarlo con una spatola di silicone fino a raggiungere uno spessore di circa 6 mm. Cospargere la parte superiore con i pistacchi e le albicocche, poi con il sale. Mettere in frigorifero per 1 ora, o fino a quando non si sarà completamente rappreso.

4. Rompere la corteccia in pezzi e metterli in sacchetti di cellophane legati con lo spago o in una bella scatola. Conservare in un luogo fresco e asciutto.

VARIAZIONI

▷ Naturalmente in questa corteccia si possono usare diversi tipi di frutta secca e/o noci. Basta usare quantità uguali a quelle elencate e sarete a posto.

▷ Per un'opzione senza noci, utilizzare semi di girasole sgusciati o pepitas (semi di zucca).

NOCCIOLE SPEZIATE

CIRCA 6 TAZZE
TEMPO PREP: **10 minuti**
TEMPO ATTIVO: **15 minuti**
TEMPO INATTIVO: **30 minuti**
INGREDIENTI:

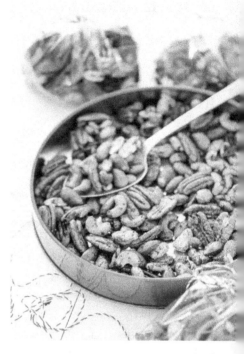

- 1½ tazze da tè di anacardi
- 1½ tazza da tè di mandorle
- 1½ tazze da tè di noci pecan
- 1 tazza da tè di noccioline
- ¼ tazza da tè di zucchero di cocco (o zucchero di canna)
- 3 cucchiai di olio di cocco fuso
- 3 cucchiai di sciroppo d'acero
- 1 cucchiaio di succo di limone
- 1 cucchiaio di peperoncino in polvere
- 2 cucchiaini di cumino macinato
- 1 cucchiaino di cannella macinata
- Un pizzico di pepe di Cayenna
- Sale marino in fiocchi o sale kosher a piacere

DIREZIONI:

1. Preriscaldare il forno a 170°C. Rivestire una teglia da forno con carta pergamena o stuoia in silicone.

2. Unire gli anacardi, le mandorle, le noci pecan e le arachidi in una grande ciotola.. In una ciotola piccola, mescolate insieme lo zucchero di cocco, l'olio di cocco, lo sciroppo d'acero, il succo di limone, il peperoncino in polvere, il cumino, la cannella e il pepe di cayenna. Versare sopra le noci e mescolare fino ad ottenere un composto. Stendere le noci sulla teglia da forno e cospargerle di sale.

3. Cuocere in forno per 18-20 minuti, mescolando due volte con una spatola, fino a quando le noci sono dorate e glassate. Lasciarle raffreddare completamente prima di trasferirle in piccoli sacchetti di carta o vasetti o in un grande contenitore a tenuta d'aria. Le noci si conservano a temperatura ambiente per 4-5 giorni.

CPSIA information can be obtained
at www.ICGtesting.com
Printed in the USA
BVHW090356020321
601387BV00010B/1001